# 誰も教えてくれなかった
# スピリチュアルケア

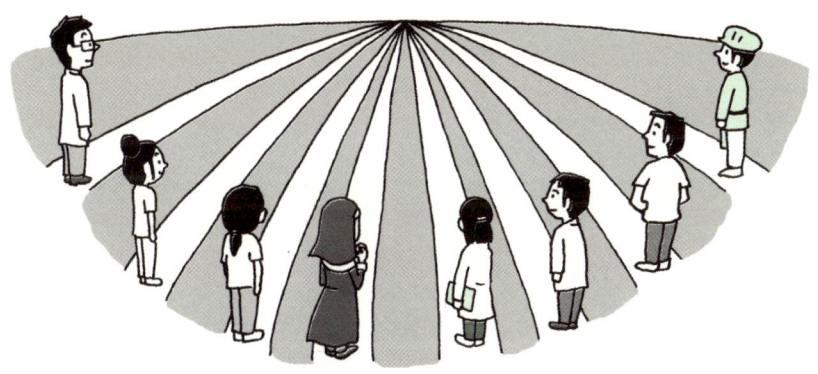

## 岡本拓也
洞爺温泉病院ホスピス長

医学書院

| 誰も教えてくれなかったスピリチュアルケア |
| --- |

| 発　　行 | 2014年4月1日　第1版第1刷ⓒ |
| --- | --- |
|  | 2015年2月15日　第1版第2刷 |
| 著　　者 | 岡本拓也<br>おかもとたくや |
| 発 行 者 | 株式会社　医学書院 |
|  | 代表取締役　金原　優 |
|  | 〒113-8719　東京都文京区本郷1-28-23 |
|  | 電話 03-3817-5600（社内案内） |
| 組　　版 | ウルス |
| 印刷・製本 | 横山印刷 |
| 装　　幀 | 長谷川周平 |
| イラスト | 堀江篤史 |

本書の複製権・翻訳権・上映権・譲渡権・公衆送信権（送信可能化権を含む）は（株）医学書院が保有します．

ISBN978-4-260-02010-7

本書を無断で複製する行為（複写，スキャン，デジタルデータ化など）は，「私的使用のための複製」など著作権法上の限られた例外を除き禁じられています．大学，病院，診療所，企業などにおいて，業務上使用する目的（診療，研究活動を含む）で上記の行為を行うことは，その使用範囲が内部的であっても，私的使用には該当せず，違法です．また私的使用に該当する場合であっても，代行業者等の第三者に依頼して上記の行為を行うことは違法となります．

[JCOPY] 〈（社）出版者著作権管理機構　委託出版物〉
本書の無断複製は著作権法上での例外を除き禁じられています．複製される場合は，そのつど事前に，（社）出版者著作権管理機構（電話 03-3513-6969，FAX 03-3513-6979，info@jcopy.or.jp）の許諾を得てください．

## はじめに

　医者になって，まだ1カ月ほどの頃でした。同じ医局の大変まじめなベテラン医師が，「スピリチュアルペインって，よくわかんないんだよなあ……」とつぶやきました。「岡本君，スピリチュアルペインとかスピリチュアルケアって，要するに何なの？」
　私が医者になるまでの紆余曲折を知っての質問であったのだろうと思いますが，「医者になったばかりのボクに聞かれてもなあ……」という問いではありました。あまりうまくは答えられず，その問いは，宿題として心に残ることになりました。
　そして，今，ようやくその答えを提出することができることを，うれしく思います。
　もちろん，この問題を四六時中ずっと考えてきたというわけではありませんが，折に触れて考えることはありました。というよりも，臨床現場において，質においても量においても実にさまざまなスピリチュアルペインを抱えている方を実際に目の前にする環境のなかでは，考えざるをえませんでした。
　思えば，ホスピスで初めて受け持った患者さんは，60代前半の男性でしたが，大変強いスピリチュアルペインを抱えておられました。家族の希望で癌という病名は隠されたまま，すでに終末期を迎えており，コントロールが全くついていない強い痛みと死の恐怖と不安と怒りが，この方を支配していました。焦点の合わないうつろなまなざしで，「俺はもう死ぬのか，俺はもう死ぬのか」と，時に，うわごとのようにつぶやいてもおられました。私にとっては初めて受け持つホスピスの患者さんでしたので，もちろん指導医の先生と一緒に受け持ったわけですが，全く痛みのコントロールもつかず，不安，恐怖，怒りに囚われている状態も変わりませんでした。心と身体の負の

スパイラルに，完全にはまり込んでいました。病室には，常に，張りつめた重たい空気が充満していました。その病室では，家族もスタッフも誰しもが緊迫した表情で，息苦しい沈黙のなかに閉じ込められていました。一生懸命に傾聴して，良好なコミュニケーションを取ろうとしました。ありとあらゆる鎮痛薬を使い，量も増やせるだけ増やし，ペインクリニシャンの助けも仰ぎました。できるかぎりの手は尽くしました。しかし，結局は，事態を十分には打開できないままに，患者さんは亡くなられました。後に残ったのは，敗北感だけ。この苦い経験が，私のホスピスとのかかわりの始まりでした。

　泳げない人間でも，いきなり水に放り込まれたならば，溺れまいとして必死に泳ぎを覚えようとするでしょう。それと同じように，私もスピリチュアルペインを抱えた人を前にして，その人たちと必死にかかわり続けるなかで，何事かを心と身体で学ばされてきました。時には先達の話や書物を通して，時には自らの経験を振り返ることを通して，学び続けてきた結晶のようなものが，本書の見えざる土台を形づくっています。

　もちろん，人生の苦しみは，何も病気だけに限ったことではありませんし，スピリチュアルペインは難病患者だけがもつものでもありません。私が医者になる前に，少年院やキリスト教会で働いていた経験も，その結晶の一部を構成しているに違いありません。

　いずれにしても，さまざまな経験と学びを経て，今，ようやくこの問題の本質的構造をつかむことができたと感じています。そして，ほかの誰でもない私自身が納得できる，ある程度まとまった枠組みをつくり上げ，提示することができたことに，大きな満足を感じてもいます。

　とはいえ，生身の人間がすることに完全ということはありません。まだまだ不十分な点も多々あるに違いありません。実際，この本を書く過程においても，多くの気づきがありましたし，いったん文字にしてみて読み返した時に，自分が書いたことのなかにある矛盾や間違いに自ら気づいて，何度も書き直したりもしました。内的整合性を高めるために，なしうるかぎりの努力はしたつもりですが，思わぬ間違いや勘違いがないとは言えません。きっと，不十分な点はあるでしょう。批判や疑問，筆者が思い至らなかった点についてのご指摘は，喜んでお受けしたいと思います。そして，さらに内容を深め，前進させていきたい，と願っています。

本書に記載されている「註」について，一言だけお断りしておきます。

　註には，必ずしも本文内容の理解を助けるものばかりではなく，哲学的方面や脳科学的方面など，特定の分野に特に関心をもっている人が，さらに深く突っ込んだ内容を学んだり，本文に対して抱く可能性のある疑問に答えたりすることを想定して，少々難しいのは承知のうえで，やや高度な内容を記載したものも存在します。そういったものも含めて，本文だけを読んで理解するには必ずしも必要ではない「註」については，「より詳しく学びたい人のためのコーナー」という表記を付し，章末にまとめさせていただきました。もし興味があれば，そのかぎりにおいて，こちらのコーナーにも目を通していただけたらと思います。

　本文のなかにも，理屈っぽすぎるとかややこしいと感じる箇所があるかもしれませんが，そのようにお感じになった場合は，あまり根を詰めて読解しようとはせず，ましてやそこで読むのを止めてしまったりすることはしないで，まずは，さらっとでも全体を読み通してみてください。自分の心に響く箇所だけを拾い読みしながらでかまいません。そのうえで，臨床経験を重ねながら，折に触れてまた読み返していただけたら，よくわからないと思っていた箇所も，ある時ストンと腑に落ちる，ということもあるだろうと思います。

　では，これから期待に胸を膨らませながら，一緒に「スピリチュアルケアとは何か」という旅に出発いたしましょう。Let's enjoy！

2014 年 2 月

岡本拓也

## 目次

はじめに ······································································ iii
スピリチュアル概念の相互関係 ·············································· 1

## 序章　すべてのケアはスピリチュアルケアに通ず ···················· 3

すべてのケアはスピリチュアルケアに通ず
人によって異なるスピリチュアルという言葉のイメージ
共通の構造を探り当てて定義することの意義
スピリチュアルな領域は人間固有の能力と結びついている
スピリチュアルケアはあやしいものではない

## 第1章　実践するスピリチュアルケア　医療者にできることは何か？ ········ 13

Doing ではなく，Being
スピリチュアルケアの具体的方法
基礎となるスピリチュアルケア
個別的なスピリチュアルケア
　（1）傾聴
　（2）応える
　（3）人生の難所と人生の晴れ舞台
　（4）ベッドサイドで患者と家族の物語を聴く
　（5）音楽
　（6）食事
　（7）ユーモアと笑顔
　（8）論理療法
　（9）宗教
　（10）言葉
　（11）愛すること
- 本章のここがポイント！ ················································ 15
- より詳しく学びたい人のためのコーナー ······························· 59
- Q & A ········································································ 61
- コラム①「言葉について・信について」 ······························· 62

## 第2章　個別性を理解するために　スピリチュアルケアはここから始まる……… 65

「その人らしさを大切にする」とは？
現象・志向相関性・構造
ソシュール言語論における分節恣意性
- 本章のここがポイント！ ……………………………………………… 67
- より詳しく学びたい人のためのコーナー …………………………… 77
- Q & A …………………………………………………………………… 79

## 第3章　スピリチュアルな経験とは何か ……………………………… 81

あるのは「スピリチュアルな経験」
「スピリチュアルな経験」における「意味や価値」とは
「スピリチュアルな経験」とそうでない経験との境界は不明瞭
物語の全容を知るまでは判断不能
「情報量の多さ」としての「深さ」
「スピリチュアルな経験」とは何かを定義することの意義
まとめると……
- 本章のここがポイント！ ……………………………………………… 83
- より詳しく学びたい人のためのコーナー ………………………… 101
- Q & A ………………………………………………………………… 104

## 第4章　「意味・価値・目的」へのまなざし ………………………… 105

医療に「意味・価値・目的」の視点を取り戻す
説明の併存可能性と事象の絶大性
目的相関的観点をもって対応する
- 本章のここがポイント！ …………………………………………… 107
- より詳しく学びたい人のためのコーナー ………………………… 117
- Q & A ………………………………………………………………… 118

## 第5章　スピリチュアリティとは何か ……………………………… 119

定義と本体
スピリチュアリティの定義
スピリチュアリティの本体仮説

この定義・本体仮説から導かれる帰結
　　　スピリチュアリティは危機の時にだけ働くものではない
　　　スピリチュアリティは特定の方向性をもつものではない
　　　スピリチュアリティが向かう拠りどころ
　　　スピリチュアルな状態への関心はスピリチュアルペインの発生以前からもつべき
　　　学際的研究へと導くスピリチュアリティの定義
　　　最後に……
- 本章のここがポイント！ ………………………………………………… 121
- より詳しく学びたい人のためのコーナー ……………………………… 139
- Q & A ……………………………………………………………………… 147
- コラム②「ゾンビシステムと意識システム」…………………………… 148

## 第6章　スピリチュアルペインとは何か ……………………………… 149

　　　スピリチュアルペインを定義する際にも働く志向相関性
　　　スピリチュアルペインの定義
　　　スピリチュアルケアと信念体系
　　　一つのたとえとして……
　　　スピリチュアルペインという分類
　　　スピリチュアルペインの分類　〜村田理論について〜
- 本章のここがポイント！ ………………………………………………… 151
- より詳しく学びたい人のためのコーナー ……………………………… 168
- Q & A ……………………………………………………………………… 169
- コラム③「名付けることの意味」………………………………………… 170

## 第7章　スピリチュアルケアとは何か ………………………………… 171

　　　スピリチュアルケアの定義
　　　「人は死ぬ直前まで成長しうる」ということの意味
　　　スピリチュアルケアの真髄　〜癒し癒される関係〜
- 本章のここがポイント！ ………………………………………………… 173
- より詳しく学びたい人のためのコーナー ……………………………… 189
- Q & A ……………………………………………………………………… 192

あとがき ……………………………………………………………………… 193
索引 …………………………………………………………………………… 195

# スピリチュアル概念の相互関係
## Inter-relationship of spiritual key-concepts

❶ スピリチュアリティ（spirituality）は，スピリチュアルな経験（spiritual experience）を生み出す人間の能力（ability）である。
（あるいは，次のように言ってもよい）
スピリチュアルな経験をすることを可能にする人間の能力が，スピリチュアリティである（spiritual ability = spirituality）。

❷ スピリチュアルペイン（spiritual pain）を抱くことは，スピリチュアルな経験の一種であり，人間は，スピリチュアリティという能力をもつからこそ，スピリチュアルペインを抱きうる。

❸ スピリチュアルケアは，すべてのケアの基盤にあるべきものであるが，ケアを受ける人間の受け取り方によっては，その人にとってのスピリチュアルな経験となりうる。

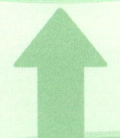

序章

# すべてのケアは
# スピリチュアルケアに通ず

## すべてのケアはスピリチュアルケアに通ず

　日本におけるホスピス運動の先駆者の一人であり，ベストセラーにもなった『病院で死ぬということ』（文春文庫）の著者でもある山崎章郎氏は，次のように述べています。

　今，はっきりと言えることは，「ホスピスケアの本質はスピリチュアルケアである」ということである。疼痛コントロールなどが重要であることはもちろんであるが，さまざまなケアは，最終的にはスピリチュアルケアに集束していくためのものであると考えている[1]。

　おそらく，緩和ケアの，そのなかでも特に終末期の臨床現場に，ある程度深く携わった人間であれば，この山崎氏の言葉には，深くうなずく思いにさせられることでしょう。
　同時に，スピリチュアルな辛さを抱えている患者や家族に対して，十分なことができないままに終わってしまった「心が痛むケース」の一つや二つは，自らの臨床経験を振り返れば，必ずや思い起こすことができるでしょう。
　スピリチュアルペインは，目に見えるものではないけれども，臨床家にとっては**現に存在しているもの**です。それは，最も手強い相手であり，臨床における苦しみと喜び，人間存在の深みを，最も味わわせてくれる「ナニモノカ」です。
　この領域の問題は，緩和ケアに携わる臨床家のみならず，すべての医療者にとって，最も悩ましく，チャレンジングな問題です。積極的に出会いたいものでは，もちろんありませんが，臨床をやっているかぎりは出会わないで済ませられるものでもありません。そして，その問題をうまく乗り越えられた時には，かかわった者たちの喜びやしみじみとした安堵感は，決して小さなものではありません。
　もちろん，スピリチュアルペインがなければスピリチュアルケアは提供できない，というわけでは決してありません。しかしながら，臨床現場において，スピリチュアルペインという，時にひどく困惑させられる「ナニモノカ」に日常的に遭遇すればこそ，私たちの内に，スピリチュアルペインやスピリチュアルケアについてしっかり学ばなければならないという強い動機が生ま

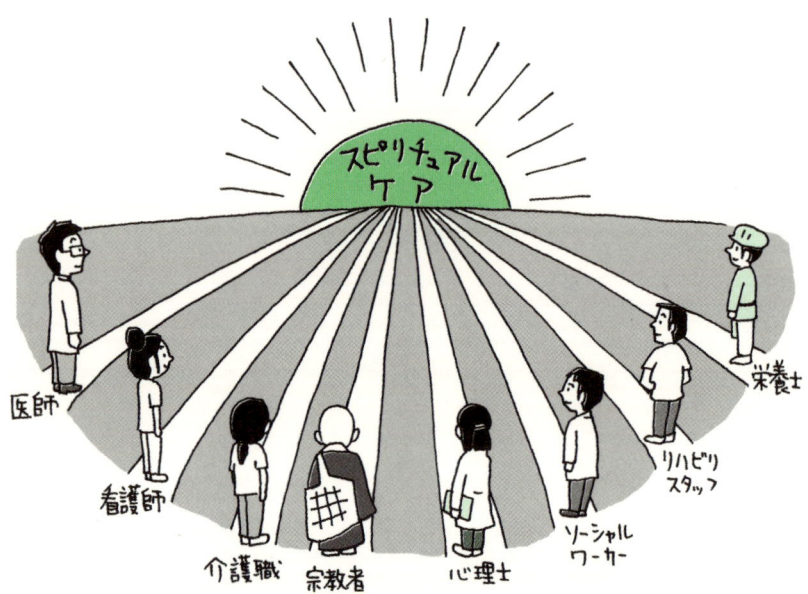

　れることも，また事実です。
　山崎氏をして，症状緩和を含む他の緩和ケアとのかかわりのすべてが，「最終的にはスピリチュアルケアに集束していくためのものである」と言わしめるほどのものであるスピリチュアルケアとはいかなるものであり，またどのように提供されることが望ましいものなのでしょうか？　それが，本書の最大のテーマです。
　ホスピスケアにおいて，スピリチュアルケアがきわめて重要であることを述べたこの山崎氏の言葉は，「すべての道はローマに通ず」に倣って言えば，「すべてのケアはスピリチュアルケアに通ず」とでも表現することができるでしょうか。そして，もちろん，スピリチュアルケアが重要であるのは，本来，何もひとりホスピスケアや緩和ケアに限ったことではないのです。
　スピリチュアルケアの重要性については，人によっては今さら説明するまでもないことでしょうが，本書で扱うテーマの重要性について，以上の文章から，ある程度は感じ取っていただけたことと思います。

## 人によって異なるスピリチュアルという言葉のイメージ

　さて，本書で扱う内容の重要性については，本書を読み進めていくなかで徐々にわかっていただければいいと思いますが，そもそも，このスピリチュアル云々に関するテーマについて，読者の皆さんはどのようなイメージをおもちでしょうか？　多くの人が，非常に曖昧模糊とした（あるいは，あやしげな）イメージしかもちえていないのではないかと想像します。

　いろいろな人がいろいろなことを言い，レベルを異にすることが同じレベルのことのように混同されて議論されているように感じることがあります。同じ言葉の意味する内容が違っているように感じることも，少なからずあります。一言で言えば，あまりきちんと整理がなされていません。結果として，きわめて重要であるにもかかわらず，実際上の対応の難しさとあいまって，「よくわからない，できれば避けて通りたい領域」であるようなイメージができあがっているように感じます。あなた自身は，どのようなイメージをおもちでしょうか？

　また，スピリチュアルな問題は，宗教的な領域や，霊や魂といった領域の問題，超越的な体験という，非常に狭いニュアンスでのみとらえられ，論じられている場合も，少なくありません。

　この辺の問題について，これまで誰も試みなかったやり方で，きちんと整理をしてみたいと思います。「無用な壁（偏見）をなくしたい」「臨床的に役立つような明瞭な枠組みを提供したい」「誰もがわかる言葉で説明したい」「臨床に携わる人間がとっつきやすいものにしたい」「スピリチュアル云々のテーマに関する問題の本質を理解してもらえるようにしたい」「宗教的なものや霊的なものも含めてカバーできる，この領域の問題の本質を言い当ててみたい」……などと，そんなことを思って書き上げたのが本書です。

　実際に以上のような作業をやってみて感じたことは，五行歌の創始者である草壁焔太氏の次に示す歌がよく表現してくれています。

　　よりよい定義が
　　できたとき
　　いままでのすべてを
　　脱ぎ捨てたような

空間へ出る

　本書では，スピリチュアルな経験，スピリチュアリティ，スピリチュアルペイン，スピリチュアルケアがそれぞれ何であるかについての枠組み（構造）を，新たな視点でとらえ直してみました。その作業は，「可能」であり，同時にまた，大変「有意義なこと」でもあると考えています。
　「可能であること」については，これから本書全体を通してその作業を実際に行うことによって，それを実際に証明していくことになります。自らの臨床経験がある方は，それと照らし合わせつつ，じっくりと吟味していただけたらと思います。
　ここでは，このような作業がなぜ「有意義なこと」であるのかという，もう一つの点についてだけ，簡単に論じておきたいと思います。

## 共通の構造を探り当てて定義することの意義

　まず，スピリチュアリティ，スピリチュアルな経験，スピリチュアルペイン，スピリチュアルケアに関する何らかの議論がなされる場合に，その議論が，どのレベルで，どのような枠組みで行われているのかを明確にしておくことは，重要です。さまざまな現象や言説に共通する本質をとらえることができるレベルで明確に定義することによって，一見すると矛盾しているかにも思えるものが，多くの場合，併存しても何らさしつかえのないものだと了解されるのです。
　たとえば「青」「赤」という色について考えてみます。両方の色を同時に両立させることはできません。つまり，同時に，「青」でもあり，「赤」でもあり，というあり方はできません。しかし，「色」あるいは「可視光線の波長の範囲内の電磁波」という一つ上の抽象度の枠組みでとらえることによって，両者を，矛盾するものとしてではなく，併存可能な異なる存在のあり方としてとらえることが可能となります。
　同様に，抽象度が一つ高いレベルにおける枠組みを提示することによって，スピリチュアルなテーマについてこれまでに提出された多くの説明を，適切な場所に位置づけることが可能となります。
　もちろん，スピリチュアリティ，スピリチュアルな経験，スピリチュアル

ペイン，スピリチュアルケアに関するさまざまな具体例や理論，解釈，方法などを明確に位置づけられるようにもなるので，思考の整理の助けにもなるでしょう。スピリチュアルなテーマが論じられる時の「思考の枠組み」をもつことができるようになります。

　この「共通の枠組みをつくる」ということは，抽象度を上げないと，できない芸当です。たとえば，いろんな植物の葉があります。色や形や葉脈の走り方や強靱さや毒性，その他にも幾多の視点からのさまざまな記述が可能でしょうが，「これは葉っぱだよね」という言説に対しては否定することができません。ただし，あまりに抽象度を上げすぎても，それはただの無意味な言説になってしまいます。抽象度をどこまで上げるかが大事なのです。抽象度を上げるのが不十分だと共通の枠組みたりえませんが，抽象度を上げすぎると無意味になってしまいます。

　スピリチュアルなテーマに関して，本書でこれからやろうとしているのは，「共通の枠組みづくり」です。臨床に役立つ共通の「枠組み」を提示するためには，この言説については誰も否定できず，同時にその「枠組み」を提示することが無意味ではない，という，いわばほどよいレベルにまで抽象度を上げたところで「枠組み」をつくることが肝要なのです。

　やや視点を変えて言うならば，この「枠組みづくり」とは，それぞれの本質をとらえる作業を行うことを意味します。

　別の表現で言うならば，本質をとらえるとはいわば核心的な共通項を見出すということであり，いろんな視点や考え方に立脚した，さまざまなとらえ方の根底に共通して見出される構造をつかみ取るということです。

　たとえば，スピリチュアルケアの具体的方法が，宗教的なものであれ，非宗教的なものであれ，トランスパーソナルなものであれ，ごく日常的なケアのようなものであれ，およそそれがスピリチュアルケアたりえるためには，それらに共通して見出される構造というものが存在しているはずです。その共通の構造をはっきりと明示することには，大きな価値が伴っています。

　本質をとらえることによって，自らが行っているさまざまなケアという営みの「意味」や「目的」を自覚することができ，それによって，より的確なかかわり方ができます。また，ともすればケアの方向性がずれてしまうことを未然に防いでくれます。本質をしっかりととらえていることは，臨床現場において，羅針盤の役割を果たしてくれるのです。

本質を理解すれば，臨床において自分の力を有効に用いることができる，あるいは，むだな力を浪費しないで済む，というのは，私自身の実感です。太陽の光で点火するためには，虫眼鏡や集光鏡で焦点をつくりエネルギーを一点に集めてこそ，それは可能となります。スポーツ選手や職人がコツを習得するのにも似ているでしょう。バッティングのコツをつかむというのは，バッティングの本質の一端を理解することであるに違いありません。

　また，本質をとらえることによって得られた「枠組み（構造）」を利用することによって，乱雑に積み上げられている山のような書物を，ジャンルごとに整理・収容できる本棚を用意してもらったような気分を味わうでしょう。あるいは，大都会の真ん中に踏み込んで道に迷う経験をしている人が，自分が今いる位置の印が付いた地図を提供されるような感じを抱くでしょう。

　おそらく，本書を読むことで，スピリチュアルな領域に関連するテーマについてのいろいろな議論を聞く際に，非常にクリアにその問題の本質を理解できるようになるでしょう。ぜひ，期待してください。

　また，スピリチュアルな経験とは何か，スピリチュアリティとは何か，スピリチュアルペインとは何か，スピリチュアルケアとは何か，という「whatの問題」と，スピリチュアルケアの方法論，すなわち，「どうすれば個人が抱いている信念体系（構造）の適切な変容をもたらすことが可能か？」という「howの問題」について，両者が明確に異なるものであることを，理解していただけるでしょう。

## スピリチュアルな領域は人間固有の能力と結びついている

　最後に，もう一点，述べておきます（実は，これが一番大切なことなのかもしれません）。私たち人間において「スピリチュアルな領域」とでも言うべきものが存在することは，「私たちは人間である」ということとほぼ同義ではないかと思うほど，「スピリチュアルな領域」は人間固有の能力と結びついています（少なくとも私には，そのように思えます）。「私たちは人間である」ということを，深く考えようとするならば，「スピリチュアルな領域」への考察を避けて通ることはできません。そして，「私たちは人間である」とはどういうことであるかを考えることを抜きにしては，医療者は真に医療者たりえないのではないでしょうか。

人間を人体という物質や精巧な機械ととらえることによって大きな飛躍をみたのが，20世紀の医学・医療でした。しかし，もう一つの大事な側面である「スピリチュアルな領域」についても，車の両輪の欠くべからざる一方として，改めてその重要性が見直されていくのが，21世紀の医療なのではないか，と考えています。

## スピリチュアルケアはあやしいものではない

　その一方で，曖昧模糊とした感のある，いや，もっと言えば得体の知れないあやしげな感すらあるのが，「スピリチュアルの領域」です。しかしながら，「スピリチュアルの領域」は，誤解されているのです。この領域が，本当は私たちの日常生活の（同時に，医療の）なかに常に存在している，きわめてありふれた（同時に，とても大切な）ものであり，私たちの日常の経験と連続性のあるものとして，当たり前に理解されるようになれば，本書の意図したことの半ばは達成することができた，ということになるのかもしれません。

　「スピリチュアルの領域」について論ずる本書は，断じて特殊なことを扱った特殊な内容のものではありません。スピリチュアルなテーマは，決して特殊なものではないですし，あやしいものでもありません。「スピリチュアルの領域」を宗教的なもの，霊的なものやトランスパーソナルなものに限定するのは，妥当な考え方ではありません。特に，医療・介護・福祉関係者には，この点をよく理解していただきたいと，心から願っています。人間としての成長とも結びついているスピリチュアルペインへの気づかいや，人間の幸福に欠かすことができないスピリチュアルな健康への配慮を，お互いに，常にもちながら，患者や家族，利用者たちの前に立ち続けていたいものです。

　ざっと以上のような理由によって，私が本書を著す意義，すなわち皆さんに本書を読んでいただく意義は，大変大きいと考えています。ぜひ，腰を落ち着けてじっくりと読み込んでいただけたらと思います。

　時々，本を閉じて，「人間であること」の深みについて思いを巡らしながら，ゆっくりと本書を読み進めていっていただけたら幸いです。自分で言うのもどうかとは思うのですが，この本は，医療・介護・福祉の現場で働く人

が，それぞれの現場において役立てることができるだけではなく，自分自身がよりよく生きるうえでの叡智がいっぱいに詰まっている内容ではないかと考えています。

【文献】
1）山崎章郎：人間存在の構造からみたスピリチュアルペイン．緩和ケア 15：376-379, 2005.

第 1 章

## 実践するスピリチュアルケア
医療者にできることは何か？

## 本章の ここがポイント！

★ スピリチュアルケアの実践においては，まず第一に，「Doing」よりも「Being」です。「何を語るか，何をするか」ではなく，患者や家族から「どういう存在としてとらえられているか」ということが非常に大切です。

★ スピリチュアルケアは，必ずしも特別なものではなく，すべてのケアの基盤をなすべきものであり，本書ではそれを「基盤となるスピリチュアルケア」と呼びます。「あなたは大切な存在です」という意識をもって，日常の当たり前のケアを丁寧に提供することこそが，スピリチュアルケアの根幹をなします。

★ 一方，ある方法をもって個別の患者に働きかけるケアを「個別的なスピリチュアルケア」と呼びます。個別的なスピリチュアルケアは「基盤となるスピリチュアルケア」があって，初めて意味をもつものです。

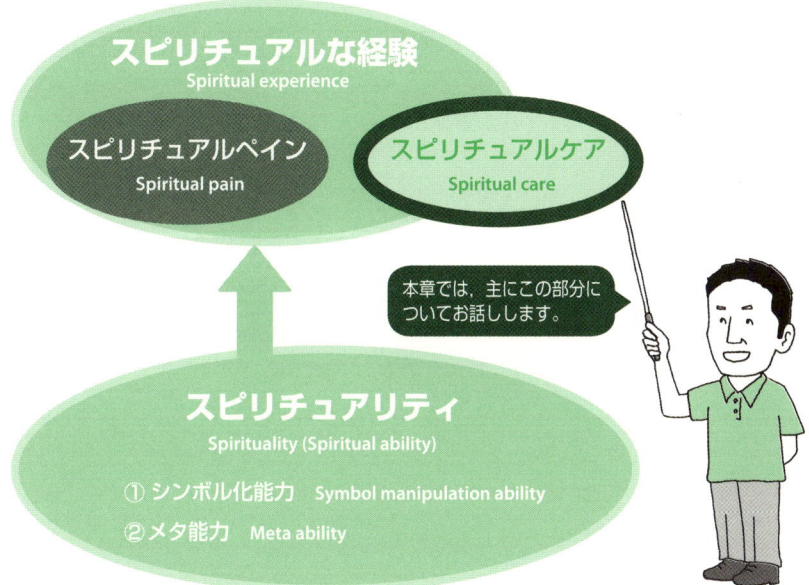

スピリチュアルケアの具体的方法について少し考えてみたいと思いますが，その前に，一言。

## Doing ではなく，Being

　カウンセリングや緩和ケアの分野などで，"Not Doing, but Being"（「Doing ではなく，Being」，もっとはっきり言えば，「Doing よりも Being が大事」）と，しばしば言われますが，確かに，時として，援助者にとって大事なことは，援助者として「何を語るか，何をするか」ではなく，患者や家族から「どういう存在としてとらえられているか」ということです。このことは，アーサー・クラインマンが著書のなかで述べているような，「死を迎えている患者のケアにおいては，治療者の人柄と患者－治療者関係の質が主要な治療手段になる」という言葉とも呼応しています[1]。もちろん，治療者の人柄や患者－治療者関係の質が重要であるのは，何も「死を迎えている患者」に限りません。ただし，それは，援助者が，ただそこに存在（Being）していればいいということではもちろんなく，患者や家族にとって援助的な Being として存在していることが求められているのです。被援助者にとって真に援助的な働きをする援助者のあり方（Being）は，取りも直さず，最も優れた Doing である，とも言えます。

　思うに，"Not Doing, but Being" という言葉で伝えたい大切なメッセージとは，一つには，「苦しみを抱えている相手から逃げないで，そこにとどまっていることが重要」，ということであり，同時に，「何をするかではなく，苦しみを抱えた相手との関係性こそが重要」ということ，すなわち，「援助者が被援助者において，どういう存在として立ち現れているかということが重要」，ということなのです。また，それは，被援助者を，何か（その何かが，「援助行為」であったとしても）をする対象としてではなく，同じ地平に立ち，同じ弱さをもつ人間同士としてとらえることの大切さを伝える言葉でもあるでしょう（より詳しく学びたい人のためのコーナー①☞59ページ）。

　要するに，問題の本質は，Doing と Being のどちらが大事かというようなことではなく，ましてや Doing を否定することなどではありません。スピリチュアルケアの実践として，真に助けとなる Being も含めて，優れた援助的 Doing とは何かを，ともに考えていきましょう。

## スピリチュアルケアの具体的方法

本章は2つのパートで構成されます。

まず，あまりスピリチュアルケアとしては意識することもないような普通のケア，すなわち，全く特別なケアではないけれども結果的にはスピリチュアルケアにもなっているようなケアを**基盤となるスピリチュアルケア**とし，最初にそれについて記載します。その後で，それ以外の，いわば**個別的な**スピリチュアルケアについて記載します。

## 基盤となるスピリチュアルケア

「基盤となるスピリチュアルケア」なんて，いかにも小難しそうなゴツゴツした言葉を使っていますが，なんてことはありません。皆さんが，日常業務のなかで，日々，普通にされていることです。

夜勤者からの申し送りを終えて，それぞれの患者の，昨日から今日にかけての状況を把握し，「田中さんは，昨日，医師から病状説明を聞いて少し落ち込んでいるみたいだな」「鈴木さんは，週末に遠方からご家族が来てくれたのが，とてもうれしかったみたいだな」「佐藤さんは，ここ数日，動けなくなってきているので，不安になっているみたいだな」などという情報を頭に入れて，一人ひとりの心情に思いをはせつつ，姿や表情を目視で確かめ，それぞれの患者の状態にふさわしい声のトーンと大きさで，「おはようございまーす」と，笑顔の程度も調節して病室に入っていきます。それぞれに応じた話題の声かけをし，少しばかり会話をすることもあるでしょう。痛みが出ないように気をつけながら，優しく体位を変えたり，丁寧に脚を持ち上げてクッションを膝の下に入れたりもするでしょう。そっと肩に手を置いたり，足をさすったりもするでしょう。ケア提供者の声や表情，身体全体を使って行うこれらすべては，ただ機械的に業務として行うのではなく，真心を込めて行うならば，「基盤となるスピリチュアルケア」として機能しうるものなのです。

スピリチュアルケアは，スピリチュアルペインの存在の有無にかかわらず，究極的には，ケア対象者のQOLが向上するような信念体系（物語，構造）（☞61ページ，Q&A参照）をケア対象者の内につくり出す（あるいは維持，

強化する）ことを目指すものです。

　そのための一つの方策として，カウンセリングやロゴセラピー[註1]などの「個別的なスピリチュアルケア」が有効なこともあるでしょう。

　しかし，もちろん，そういった方法は，どの方法についても言えることですが，万人に対して常に通用するというものではありません。こうやれば必ずうまくいくというような意味では，万人に対して常に通用する方法など，そもそも，存在しないと言ってよいでしょう。active listening（相手が話しやすくなるように，相づちやうなずきを上手に用いたり，相手の話のポイントを反復したり要約したりしながら，積極的な関心をもって聴く方法）などの適応範囲の広い方法は，確かにありますが。

　さまざまな方法があるなかで，万能というか，必ず提供されたほうがよい，と言えるような方法があるとすれば，それは，「あなたは大切な存在です」ということを，日常のケアそのものを通して，言わず語らず行為そのものを通して，伝えていく方法でしょう。これをして，「基盤となるスピリチュアルケア」と呼びたいと思います。

　スピリチュアルな面における健康は，現状の自分自身を肯定（受容）することが不可欠であると考えられますが，そのためには援助者自身が，ケア対象者とのかかわりにおいて，ケア対象者の存在を肯定し，ケア対象者を心から受け入れている存在として，ケア対象者の意識に立ち現れていることが限りなく重要です（より詳しく学びたい人のためのコーナー②☞59ページ）。これなくして「個別的なスピリチュアルケア」を行おうとするとしたら，それは，砂の上に家を建てるようなものです。そして，まさにこの「基盤となるスピリチュアルケア」は，ホスピスマインド（もてなしの心，温かな心配りなど）

---

註1　ロゴセラピー（logotherapy）は，精神科医・精神分析家のヴィクトール・フランクルによって提唱された心理療法であり，人間という存在における，人生の「意味」を見出すことの重要性を強調する。フランクルによれば，人間は，自分の人生や存在の「意味」を追い求め，「意味」を必要とする存在であり，その「意味」が十分に充たされないならば，それは心の状態に悪い影響を及ぼす。逆に，自分の人生や苦難に「意味」を見出している人間は，苦しみにも耐えることができる。人間の主要な関心事は，自分自身の人生の「意味」を見出すことなのである。したがって，人生や人生における出来事の「意味」を見出すことができるように人を導くこと，すなわちロゴセラピーは，重要な対人援助である，と説かれる。フランクルは，自らの過酷な収容所体験から，この療法を構築した。

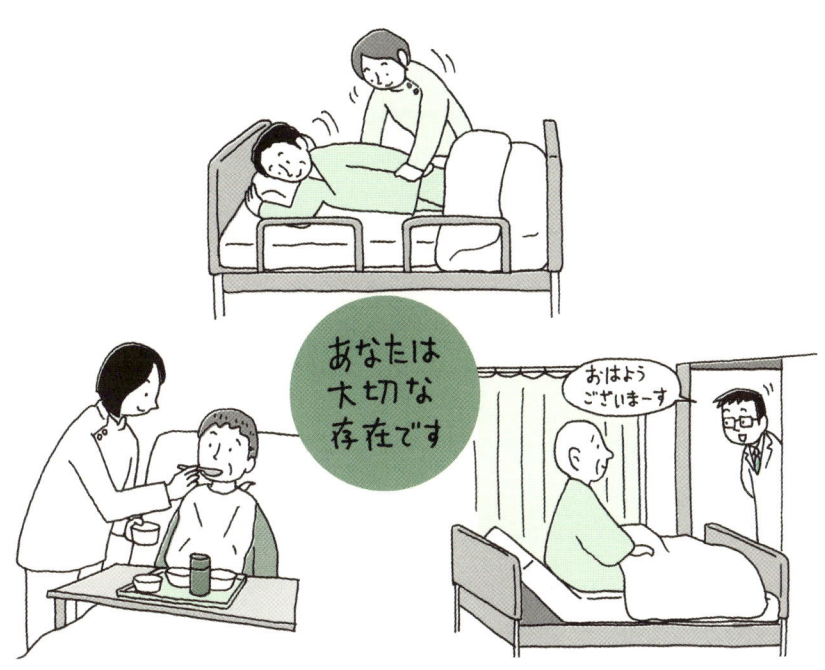

そのものの現れに他なりません。

　この「基盤となるスピリチュアルケア」に関連して，実践的な観点からもう少し述べておきましょう。

　実践的には目の前のケア対象者に対して，「あなたは大切な存在です」という意識をもって，日常の当たり前のケアを丁寧に提供すること。大切な人格として大切にもてなすこと。"hospitality"という志向性をもってケア対象者を大切に扱うこと。これは，まさしく"ホスピスマインド"の現れに他ならないわけですが，このような姿勢は，スピリチュアルケアの本質（それは同時に，医療の本質でもあります）としての"なくてはならないもの"なのです。

　具体的には，特別なことをするのではなく，笑顔で心のこもった挨拶をし，温かいまなざしを向ける，などのさりげない日常のかかわり，心の声を聴き取ろう，理解しようとする傾聴，優しい言葉がけ，丁寧な説明や体位交換，心を込めて行う清拭や食事介助，口腔ケアなどの日常的ケア，そのような一つひとつの行為を，ケア対象者の人格を尊ぶ思いをもって実施すること

です（より詳しく学びたい人のためのコーナー③ ☞ 59 ページ）。

　特に，最初，近づいていく際には，相手の呼吸のリズムに自分の呼吸を合わせるようにし，同時に声の大きさや高低など，全体的な調子を相手に合わせるようにするといいでしょう。相手との「同調性」を意識することは，信頼関係の構築にはきわめて有用です。そして，「そうですね」「そうでしたか」などの受容的な言葉をゆっくりとした間合いで用いながら，少しずつ，時間がゆったりと流れているような場の空気感をつくり出すようにしていきます。安心感のある心地よい場を提供することは，とても大事なことです。静けさも重要です。

　表情などにおいても，ある程度「同調性」を意識して，かかわり始めるといいでしょう。当たり前ですが，悲しい表情をしている相手にいきなりとびきりの笑顔でかかわろうとしても，受け付けられないことがあります。声の調子においても表情においても，最初は相手との「同調性」を意識しつつ相手と波長を合わせるようにし，会話を重ねるなかで次第にケア提供者が好ましいと思う方向に移行していくのは賢明なやり方です。ミラーリング〔「個別的なスピリチュアルケア」の「7 ユーモアと笑顔」（☞ 37 ページ）で，詳しく説明します〕という人間にも備わっている機能を考えると，ほどよい明るさを含んだ表情や声の調子などを提示することは大事なことですが，「同調性」も意識して利用しながら，いささかの準備段階を設けたほうがよいことも多いでしょう。

　そういった温かい受容的な雰囲気のなかでは，自然とこれまでの思い出や今抱えている感情なども語られるでしょう。寄り添う，聴くという受け身的な態度を基調としつつ，自然な流れのなかで，ケア対象者に対して，適切なタイミングで適切な言葉を"ポン"と投げかけることができたら，さらによいでしょう（より詳しく学びたい人のためのコーナー④ ☞ 59 ページ）。

## 個別的なスピリチュアルケア

### 1 傾聴

　漢字というものは，実によくできているな，と感心することがあります。
　傾聴の「聴」の字もそういう字の一つです。この漢字のパーツをばらしてみると，「耳」「＋」「目」「心」に分解できます。これを勝手に解釈すれば，

「耳＋目を用いて，心を心で聴く」というふうにも読むことができ，なかなかに味わい深い文字です（改めて言うまでもありませんが，このような説明は，「聴」という文字の本来の成り立ちの正確な説明ではありません）。

　傾聴とは，ケア提供者が心の耳を澄ましてケア対象者の心に耳を傾けること，積極的な関心をもって丁寧に聴くこと，です。これは，やはり対人援助の基本と言えます。

　さて，スピリチュアルケアの一つの方法という文脈で傾聴について考えれば，傾聴とは，「聴くことを通して，ケア対象者が自分自身の存在と人生を肯定できるような新しい信念体系（物語，構造）の再構成ができるように援助する行為」ととらえることができます。この際に，特に大事な点は次の3点です。一つは，ケア対象者の関心に焦点を当てて聴くこと。もう一つは，ケア対象者の「QOLの向上・改善・維持」を，最終的な目標として意識しながら聴くこと。そして，最後に，ケア対象者の人間そのものに関心を寄せること。

　具体的に述べるならば，援助者は，傾聴という行為を通して，ケア対象者の存在基盤となっているであろう信念体系を明確化しようと努め，ケア対象者の葛藤とその原因をより深く理解したうえで，その苦悩に耳を傾け寄り添っていく。同時に，患者自身も自ら語ることを通して，自分自身の信念体系に気づきうる可能性が開けてくる，ということです。

　また，この傾聴という行為そのものが，ケア対象者にとっては，自分の言葉に真剣に耳を傾けてくれる存在者を見出すことであり，それは自らの人格あるいは存在そのものが重んじられ，尊ばれているというメッセージを受け取ることに他ならないのです。単純に考えてみて，自分の話に耳を傾けてもらえるならば，通常，それは自分の存在が重んじられていることを意味すると受け止められるでしょう。そして，存在が重んじられているという感覚を提供することは，それ自体が最大のスピリチュアルケアであると言えます。したがって，傾聴によって，ケア提供者が何らの洞察を得られなかったとしても，なお，傾聴という行為には，ケア対象者にとって大きな意味があると言えるのです。

　少しばかり繊細な配慮を要する問題を一つだけ指摘しておくと，心の内を話すことによってケア対象者が自分自身の思いと直面したり，過去を思い出したりすることで，かえって辛くなるという場合もありえます。ケア対象者が一時的に辛くなることは必ずしも悪いことではなく，プロセスとして必要

なこともありますが，話をさせる（話してもらう）ことが，真に有益な援助となるのかどうかということも含めて考えてみる姿勢は，もっていたほうがいいでしょう。時には踏み込むことも必要ですが，ケア提供者がイニシアティブをとって何でも聴き出そうとするような態度は，原則として慎むべきです。言葉が矛盾するようですが，受け身の active listening が，やはり傾聴の基本です。

　スキルを紹介するのは，あまり筆者の本意ではないのですが，あえて最も基本的で有用な傾聴のスキルを挙げるとすると，
　①開かれた質問，
　②相づちとうなずき，
　③反復
の三つを挙げたいと思います。ご存知の方も多いと思いますが，①は，「はい，いいえ」で回答するしかないような，質問者の関心の範囲内の話題に限定する質問ではなく，相手方が話題をあまり限定されずに自由に話すことができる質問です。②は，相手が話しやすいように，「あなたの話すことに，私はおおいに関心があります」という思いを相手方に送る方法です。③は，相手の話している内容を，こちらが関心をもってちゃんと理解しながら聴いていると相手方に感じてもらえる働きと，相手の話す内容のポイントや十分に意味がくみ取れない表現を確認して，さらにお互いの理解を深めていく働きをするものです。たとえば，以下のようなコミュニケーションです。これら①②③が，どこにどのように使われているかを考えながらお読みください。ただし，非言語的な相づちの打ち方は，会話の言葉には書けないので，ご想像にお任せします。

（医療者）：最近は，いかがですか？

（患者）：身体のほうは，まあまあです。

そうですか。身体のほうは，まあまあ，なんですね。

はい，そうです。ただ……

ただ……

　先生にこんな話をしても，しょうがないんだけどね……

　そうですか。しょうがないように思われる話なんですねえ（笑）。

　いや，なんか，最近，妻とうまくいってなくてですね……

　ああ，奥様と……

　おれの身体もこんなだし，仕事も休んでますしね……

　それは，気になりますでしょうねえ。

　そうなんですよ。あいつには苦労かけてるなって……

　この続きはご想像にお任せしますが，こういった問題も，病気が人にもたらす重要な影響の一つですし，医療とのかかわりをも含むこの人の生活全体に大きな影響を及ぼすものであることは間違いありません。場合によっては，病気そのものよりも，この人の人生全体に対して大きな影響をもたらすかもしれません。このような問題に対して，医療者は知る必要も関与する必要もない，とは思いません。このようなところに，実は，この人の問題の全体を，本当の意味で解決する鍵が潜んでいたりもするのです。

　さて，やはり，スキルの話題で話を終えるわけにはいきません。この項の最後に，ミヒャエル・エンデの優れた作品『モモ』の主人公であるモモの「聴く能力」についての描写をご紹介しておきたいと思います。こんなふうに聴くことができたら，素晴らしいですね。

　モモに話を聞いてもらっていると，ばかな人にも急にまとまった考えがうかんできます。モモがそういう考えを引き出すようなことを言ったり質問したりした，というわけではないのです。彼女はただじっと座って，注意深く

聞いているだけです。その大きな黒い目は相手をじっと見つめています。すると相手には，自分のどこにそんなものがひそんでいたのかと驚くような考えが，すうっとうかび上がってくるのです。モモに話を聞いてもらっていると，どうしてよいかわからずに思い迷っていた人は，急に自分の意志がはっきりしてきます。引っ込み思案の人には，急に目の前が開け，勇気が出てきます。不幸な人，悩みのある人には，希望と明るさがわいてきます。

## 2　応える

　患者から，回答するのが難しい質問を投げかけられることは，あります。そのような時のために，覚えておきたい心構えが，「応える」(「答える」ではなく) です。

　たとえば，患者が，「なぜこんな病気になってしまったのか？」との問いを口にする時，たいていの場合，それは，医学的な病気発症のメカニズムを問うているのではありません。なぜ，他ならぬこの私が，今この時期に，こんな病気になってしまったのか？と，そもそも医学的観点からは回答不能の問いを発しているわけです。これに対して正しい回答を提示することは不可能ですし，また，通常は期待もされていません。

　しかしながら，「答え」ないといけないのではないか，という思いがどこか医療者の心のなかに潜んでいたりすると，「答え」られない自分自身に対してストレスを感じてしまったり，焦ったりすることもあるかもしれません。あるいは，全くお門違いの疫学的な説明をし始めたり，「そんなこと誰もわかりませんよ」と，それはまさに正しいのだけれども身も蓋もない回答を冷たく言い放ったりすることになるかもしれません。

　また，患者から，「あとどれくらい生きることができるのか？」というような問いがなされることもあります。このような問いに関しては，いくつかの場合が考えられます。

①患者は，本当に自分の残り時間を知りたいと思っている or 患者は，本当のところは自分の残り時間を知りたいとは思っていない。

②患者に残り時間を伝えることに意義がある or 患者に残り時間を伝える意義はない。

　もちろん，こんなふうに単純に A or B に分けられるものではありませんが，この①②の点に加えて，医療者自身がそもそもどれくらいの正確さで当

該患者の残り時間を予測できるのかという問題とあいまって，いずれにしても，具体的な数字を直ちに「答える」ということは，適当ではないと考えられる場合が多いのです。

ただし，この②に関しては，患者本人でもない医療者が勝手に「伝える意義」があるとかないとか判断するのはおかしい，これは悪しきパターナリズムの名残だ，という意見もあるでしょう。確かに，「伝える意義」があるかどうかを確実に医療者が見抜けるとまでは言いません。しかし，実際問題として，前医が予後を非常に具体的な数字で伝えていたような場合に，はたしてこの患者に対して予後を具体的な数字を示して伝えることに何らかの積極的な意義があったのだろうか，と考え込んでしまうようなケースがあることもまた事実です。そのような経験の積み重ねを経て，実臨床上，この患者にどこまでどのように伝える意義があるのかを考えることがあるのは事実ですし，それは必要なことでもあると考えています。何のために伝えるのか，という視点をもつことは，決して悪しきパターナリズムに陥っているということではありません。

さて，以上，例として，典型的な二つの回答困難な問い（「なぜこんな病気になってしまったのか？」「あとどれくらい生きることができるのか？」）を挙げてみました。もちろん，この種の問いは他にもいくらでも存在します。

いずれの場合においても，呪文のように唱えたらよいと思うのが，「応える」という言葉です。もちろん，これは，たとえば予後を問う質問に対して具体的な数字を「答える」ことは，決して，してはいけない，ということを意味するものではありません。場合によっては，「答える」ことも，当然あってよいのです。ここで言いたいことは，「応える」という基本姿勢の大切さです。「応じる」と言っても構いません。

回答不能の問い，回答するのがよいのかどうかの吟味が必要な問い，回答するとしてもどこまで，どのように回答したらいいのかをよく見極める必要があり，即答することは妥当ではない問い，などに対して，相手の言葉と思いに「応じる」という姿勢が重要です。相手は，多くの場合，「答え」を期待しているわけではありません。気持ちをゆったりもって，慌てずに「応じて」いけばよいのだ，と思い定めましょう。

実はこれと同じことは，日常生活において，普通になされていることでもあります。「寒い日が続きますねえ。明日はどうでしょうかねえ」というよ

第1章　実践するスピリチュアルケア　医療者にできることは何か？

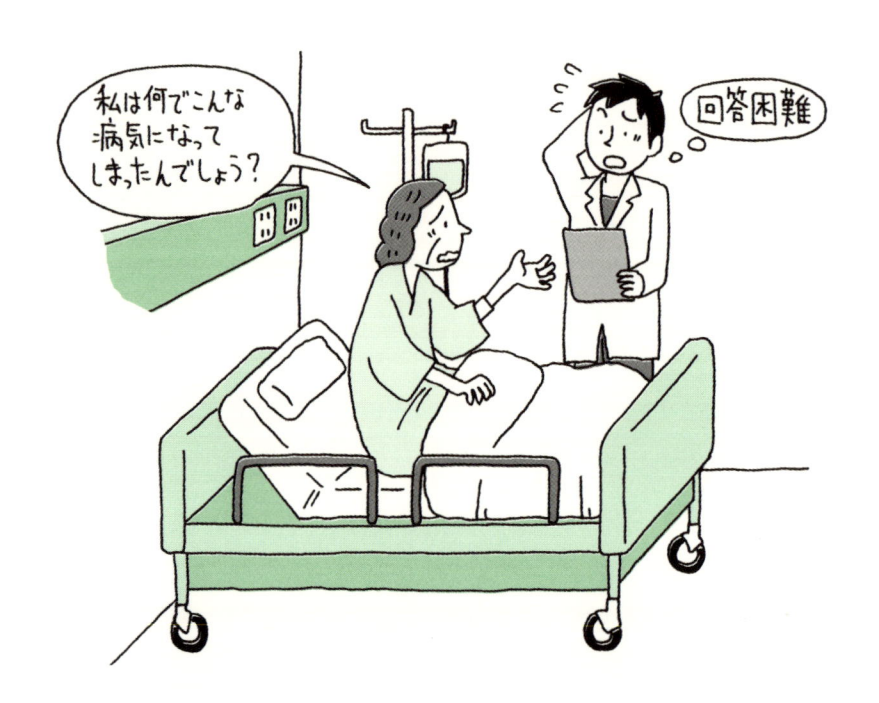

うなお天気の会話において，知っていれば気象庁の予測を詳しく説明して，明日の降雪確率から予測最高気温，予測最低気温について「答える」こともちろん可能でしょうが，通常，相手もそんな対応を期待してはいません。当たり障りのない通常のお天気の会話においては，たとえば，「ホントにそうですよねえ。もう寒い日はいらないですよねえ。早く春になってほしいですよねえ」など，相手の心情に応じた「応える」対応が最もふさわしいでしょうし，実際にそのような対応が普通になされています。

　このお天気の会話の例からもわかるように，このことは，質問に対して**のレベルで応答するか**，という問題でもあります。言葉の額面どおりの（表面的な）レベルで応じる応答の仕方は「答える」応答です。極端な例を出すと（さすがに，こんなふうには誰も答えないでしょうけれども），
Q：「私，死ぬんですか？」
A：「はい，死にます。人間ですから」
Q：「あとどれくらい生きられるんですか？」
A：「はい，もって2カ月位でしょう。ただし，出血による急変もありえます」
みたいな。

そんな機械のような受け答えではなくて、言葉の奥にある発語者の心情にまで射程を広げて、そこに応じる姿勢が、「応える」には含まれています。構造構成主義的な言葉を使えば、発語者の欲望・関心などの志向性に着目し、志向性をとらえ、志向性に焦点を当てて応じていく、ということです（志向性・志向相関性については、第2章で詳しく説明します）。その問いを生み出している根源に潜んでいる、いのちや寿命や家族や金銭的問題などについての関心や欲望を見極めることが大切です。

たとえば、「もうそんなに長くは生きられないんですね？」「どうしてこんな病気になってしまったのか？」などの問いの言葉からは、「もっと長く生きていたい！」「まだ死にたくない！」「孫の成長を見届けたい！」「自分が死んだら家族はどうなるんだ!?」「これまでのように普通に暮らしたいんだよ！」「何をすれば、どんな償いをすれば、まだ生きることが許されるのか！」「神は私を見捨てたのか！ これは罰なのか？」というような発語者の欲望や関心（志向性）をとらえることができたりもするでしょう。

まとめると、次のようになります。

回答困難な問い、あるいは表面的なレベルでの回答が期待されていない問いを発せずにはいられない患者や家族の、その問いの根本にある志向性（欲望・関心）を見定めることが大切です。相手の志向性を的確にキャッチし、根本にある心情をしっかりとくみ取りつつ、そこに焦点を当てて、丁寧に「応えて」いく姿勢が大事です。そして、そのような営みを思慮深く行っていくことは、スピリチュアルケアとなりえるものです。

## 3　人生の難所と人生の晴れ舞台

ここで言いたいことは、一言で言ってしまえば、患者や家族のこれまで歩んでこられた人生の物語を聴くこと、すなわち「ライフレビュー（自分の人生を振り返り、これまで歩んできた人生の物語を語ってもらうこと）をする」ということですが、それではやや大雑把すぎるので、もう少し具体的な形で提示してみます。

私自身がしばしば患者に尋ねる二つの質問があります。いずれの質問も、それ自体がライフレビューへの入り口になるということは、当然ありますが、それだけではありません。

一つ目は、こんな質問です。「○○さんのこれまでの人生も、おそらく決

して平坦な道のりではなかったと思うのですが，これまでの人生を振り返ってみて，一番苦しかったと思われる時期は，いつ頃だったでしょうかねえ？」

今が一番の試練の時だ，という答えももちろんよく返ってきますが，それはそれで大切です。こちら側の受け答えとしては，これまたもちろん決まった対応はありませんが，たとえば，「そうなんですね。今がこれまでの人生で一番の難所なのですね，踏ん張りどころなのですね」などと応じていくことになります。

その他にも，長い人生を生きてこられた患者たちからは，実にさまざまな答えが返ってきます。シベリアでの抑留体験など戦争に関係した内容，会社が倒産して家族を養うのに必死だった頃の体験，家族の病気や事故への対応で身も心もすり減らしていた体験など，さまざまな「人生の難所」体験が語られます。

患者に対してこのような問いを投げかけることで期待できる効果は，一つには，これまでにも苦しい体験はあった，そして，それを乗り越えてここまで来た，という事実に改めて目を向けていただくことにあります。その「人生の難所」の乗り越え体験における自分なりのノウハウを，少しばかり思い出してもらうことも期待しています。

また，人生とは詰まるところ「難所」の連続なのだ，それが人生を生きるということなのだ，との真理に思い当たっていただくことも，期待できるかもしれません。そして，この自覚は，今の苦難が何か特別なことではなく，これまで過ごしてきた人生（辛いことや苦しいこともある人生）の一部なのだ，と人生を肯定する思いにつながることもあるでしょう。

実際のところ，それまでの人生においてさまざまな「難所」を乗り越えて来られた方は，「難所」での過ごし方をよく知っておられる，と感じることは少なからずあります。その「難所」体験と「難所」の乗り越え体験を思い出すお手伝いをすることには，意味があると言えます。

ただし，トラウマになっている体験を思い出させてしまう可能性もあり，プラスよりもマイナスの効果のほうが多くなるようなことも，もしかしたらあるかもしれませんので，いささかの注意は必要でしょう。しかしながら，無理に話させようとさえしなければ，あまり心配するには及びません。また，ある程度の関係を結ぶに至るまではこのような質問をすることはないでしょうし，そのような質問をすべての患者に対してするわけでもありませ

ん。医療者・患者の良好な人間関係のなかで，よくその人となりをわきまえたうえで，そのような問いを発するのであれば，まず問題が生じることはありません。

　二つ目の質問は，こんな感じです。「○○さんのこれまでの人生で，一番うれしかったことって何でしょうかねえ？　あるいは，一番，充実していたなあって思う時期はいつの頃でしたかねえ？　一番幸せを感じていた時でもいいですよ」。

　臨床家にとっては決して「驚くなかれ」ではないと思いますが，「それは今ですね」というお返事をいただくことも少なからずあります（「こんないい先生［看護師さん］にも出会えたしね！」と，たいへんお茶目なリップサービス？をしてくださる方もいますよね）。わからなくもありません。人生を十分に生き切ったという達成感があり，辛い症状も十分に緩和されているのであれば，人生の終末期は必ずしも悪いものではありません。

　また，「よい時なんてなかった。苦労ばっかりだ」というお返事が返ってくることもありますが，それはそれで「そうでしたか」とライフレビューの糸口にしてもよいでしょうし，患者さんとの関係次第では「ホントですか？　○○さんが忘れてるだけじゃないですか!?（笑）」と，少々おどけてさらに問うてみるのもよいでしょう。子どもがいる方であれば，「お子さんが生まれた時は，どうでしたか？　うれしかったんじゃないですか？」などと，続けてみてもよいでしょう。もちろん，何を話しても否定的な言葉しか返ってこない人はいます。その場合は，腹を据えて，十分に「毒」を吐き切っていただきましょう。そのなかで，少しでも光明が見える話題や言葉があれば，そこにも目を留めて，わざとらしくならないように気をつけながら，本人の気づきを促したいものです。

　さて，このようないわば人生の晴れ舞台を尋ねる意図は，一つには，人生の輝いていた時代に焦点を当てることで，その頃の喜ばしい気分を思い出していただくことにあります。うれしい気分を実際に今の気分として感じ取ってもらえるように話を引き出していくとよいでしょう。また，人生は辛いこと，苦しいことばかりではない，自分の人生は決して苦しいことばかりの人生ではなかった，苦しいことがあったからこその喜びもたくさんあった，涙あり，笑いありが人生というものだ，という事実への気づきを促すことにもなるかもしれません。

第１章　実践するスピリチュアルケア　医療者にできることは何か？

後で，かえって今の自らの状態とのギャップを苦にして辛い思いをされるのではないか，と心配する向きもあるかもしれません。理屈としてはわかりますが，経験上，あまりその心配は必要ではないように思います。

初めに申し上げましたように，ライフレビューは適切に用いるのであれば，スピリチュアルケアの有用な方法となりえます。根掘り葉掘り聞かれることが嫌な方もおられますし（もちろん興味本位ではないにせよ，「根掘り葉掘り」聞くような行為は厳に慎むべきですが），自然に話してもらうのを積極的関心をもって聴くだけとはいえ，ライフレビューをすることが常によいなどとはもちろん言えませんが，患者に対する温かな関心は，おのずとその人に対する自然な形でのライフレビューに向かうということもまた事実です。多くの人は，人生の終わりに当たって，自分の人生を振り返りたいものでもあるように思います。あるいは，自分の人生を誰かに語っておきたい，自分という一人の人間がこの世に生きた証として知っておいてもらいたい，と思うものであるようです。

改めて言うまでもありませんが，ライフレビューにつながるかかわりは，「あなたに（あなたの病気に，ではなく）関心があります」というメッセージを相手に送ることでもあります。これは，「あなたは私たちにとって大切な存在です」というメッセージを送ることとイコールの行為であり，スピリチュアルケアとなりうる営みなのです。

## 4 ベッドサイドで患者と家族の物語を聴く

これもまたライフレビューをすることの一つであると言ってよいでしょう。

患者とその家族が一緒に病室にいるような場合に，何となく始まることが多いのが，患者とその家族のライフヒストリーを聴く，というかかわりです。それはたとえば，「お家ではどんなご主人でしたか？」「どんな奥さまでいらっしゃいますか？」「もしかして，○○さんは亭主関白ですかね？」「優しいお母さんでしたでしょうね？（過去形が気になるような感じであれば，優しいお母さまなのでしょうね？）」などという言葉がけから始まったりするでしょう。あるいは，病室に持ち込まれているアルバムを一緒に見るというようなことがきっかけになることもよくありますね。

この際，患者に意識がないか，十分には意識がないような場合には，当然，家族との会話が中心とならざるをえませんが，たとえ患者が全くの昏睡

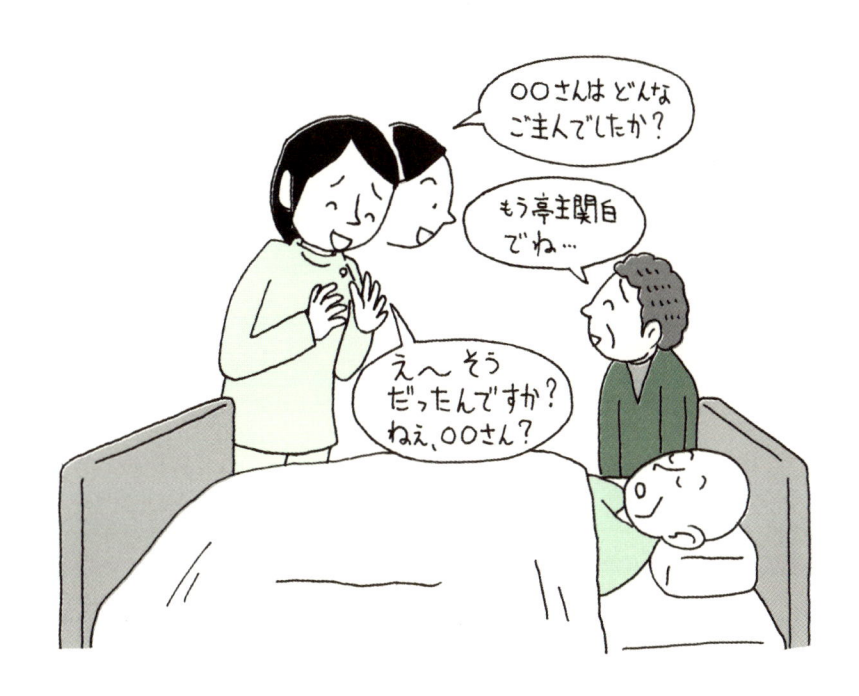

状態であるような場合であっても，意識のない患者にあえて言葉がけをして，患者にも話の水を向けるような配慮は大切です。意識的に，あるいは招き入れるような形をつくって，意識のない患者もその交わりのなかに取り込んで，一緒に会話に参加している一体感のある雰囲気をつくり出すようにすることは，その場にいる者たちの心のなかに何かしら温かいものを感じさせるでしょう。具体的には，家族との会話の途中で，「ねえ，○○さん」と意識がないように見える患者さんに声をかけたり，「何を言われても反論できないですね，○○さん」「こんなに思われてるなんてありがたいですねえ，○○さん」と話しかけたりします。あるいは，患者の代弁者となって，「○○さん（患者の名前）に代弁して言わせてもらいますね」と前置きして，家族をねぎらったり，家族に感謝の思いを伝えたりします。意識はなくとも，家族にとってかけがえのない大切な存在である患者を，人間として，大切な存在として，まだ生きている存在として扱ってくれているという事実は，家族にとって理屈抜きでうれしいことです。

　患者・家族とのこのようなかかわりは，自分たちで自然といろんな昔話に花を咲かせるような患者・家族であれば，あえて医療者が患者と家族の間を

第1章　実践するスピリチュアルケア　医療者にできることは何か？

取りもつこのような動きをする必要は，さほどないかもしれません。したがって，こういった形でライフレビューを行うという意図的な医療者のかかわりが必要になってくるのは，どちらかと言うとそうではないケースでしょう。

しかしながら，家族だけではなかなか表現しにくい感謝の思いなども，医療者が介在することによって，表現しやすくなることが多いこともまた，事実です。その意味で，患者・家族間のコミュニケーションに支障がないようなケースであっても，第三者である医療者が介在する意義はおおいにあります。患者や家族のお誕生会や結婚記念日などのイベントも，普段改まってはなかなか言えない思いを，互いに表出するよい機会です。

もちろん，単純に，医療者が仲介して患者・家族間のコミュニケーションが円滑になるようにするという一面もあります。適切なユーモアなども用いながら，深刻な状況のなかにあってピンと張りつめた病室の空気に風穴を開ける役割を果たすことは，時に重要な医療者のつとめでもあります。

他人である医療者がよき聴き役となって患者・家族が物語を紡ぎ合う（聴き役がいなければ語ることはできません）作業を通して，患者・家族の歴史全体あるいはその一部に光が当てられ，患者・家族の物語を再構成することにもつながります。医療者は，その物語の再構成という化学反応の触媒の役割を果たすわけです。

## 5 音楽

音楽は，概念を通さず，時に小賢しくもある思弁の働きを経由せず，直接，心に，感情に，魂に，霊に，響く力をもっています。

音楽が療法として語られる時によくもち出される例ですが，旧約聖書のなかに登場するイスラエルの初代の王様であるサウロ王の有名な逸話がありますのでご紹介します。重苦しい部屋の空気までもが伝わってくるような描写において，陰鬱なデモーニッシュな気分に支配されているサウロ王が，不安，恐れ，怒り，焦り，抑鬱の感情にさいなまれていた時，最も大きな癒しの力を発揮したのは，ダビデの奏でる竪琴の音色でした。

神の霊がサウルを襲うたびに，ダビデが傍らで竪琴を奏でると，サウルの心が安まって気分が良くなり，悪霊は彼を離れた。

（新共同訳聖書：サムエル記Ⅰ第16章23節）

私も，時に，ギター片手に患者の部屋に行って弾き語りをすることがありますが，言葉だけではどうしようもない時でも，音楽は有効であった，ということを経験します。
　その方は60代後半の女性患者でした。前にいた病院の時も，とにかく怒っていて，打つ手がないということでした。特に夕方からひどくなるとのこと。医学的には，いわゆるせん妄というやつです。入院2日目のその日も，夕方から目つきが変わって，いわゆる据わった目つきになり，傍に付き添っていた長男はこわばった顔でオロオロするばかりでした。昼間話していた時に，音楽は好きだと言われるので，後で歌いにきますからね，と約束し，夕方になってギター片手に病室を訪れると，病室には，すでに不穏な空気が充満していました。一転にわかに掻き曇り，暗雲立ち込めたかのような重苦しい雰囲気です。「寄らば切るぞ！」的なオーラを思いきり醸し出している患者。とても，ギター片手に歌わせていただきます，という雰囲気ではありません。
　しかし，恐る恐る，「お約束どおりうかがいました。……少しだけ，やらせてもらっても……いいですか？」と許しを請うてみると，こちらを見て睨んだまま首を少しだけ縦に振られましたので，勇気を出して，小さく，優しく，ささやくように弾き語りを始めました。すると……，殺気漂う不穏なオーラがみるみる薄まっていくのを，肌で感じることができました。部屋の空気が如実に変わっていくのがわかりました。次第に患者の顔つきも柔和になっていきました。付き添っていた長男の表情も和らいで，初めはこわばっていた険しい表情が，自然なくつろいだ笑顔に変わっていきました。5曲ほどの演奏が終わった頃には，病室は，まるで氷を解かす北国の春が到来したかのように，すっかり和やかな空気に一変していました。その日からは，その患者は夜も穏やかに休まれるようになりました。
　思うに，このような劇的な結果は，薬剤や言葉を介したコミュニケーションなど，音楽以外の方法によっては，決してもたらされなかったでしょう。音楽には，音楽以外の方法には決してない力があり，役割があります。
　ここで，このように音（楽）を奏でている時の状況を振り返って，自分なりに少しだけ分析してみると，それは，あらかじめ用意した音楽をその場で披露するというようなことでは決してなく，その場の空気感を全身で感じ取りながら，患者を含むその場にいる全員で，最もふさわしい音（楽）をつく

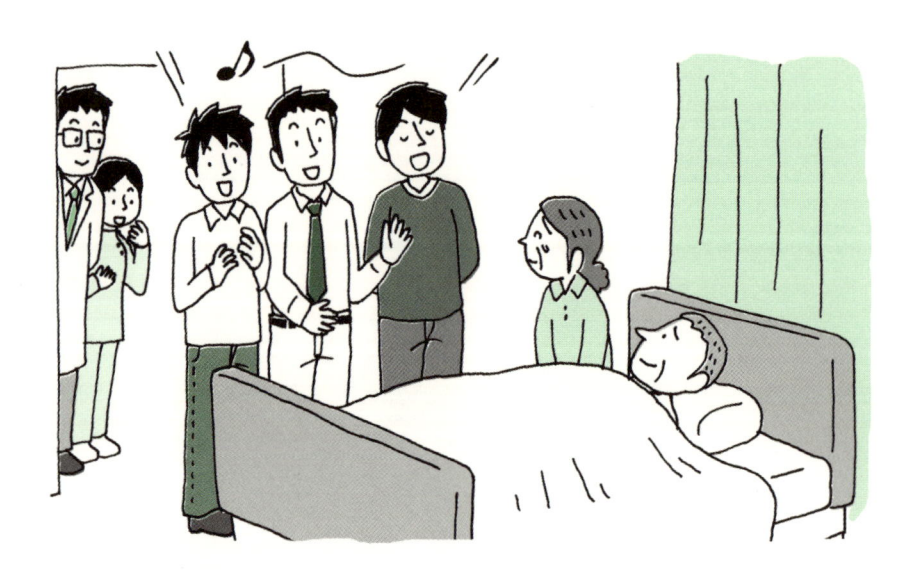

り出していく作業を行っている，という感じです。届けたいメッセージはその時々で違いますが，このケースであれば，「平安」「安心」のメッセージを，最も届けたい相手である患者さんに届くようにと祈りつつ，音の強弱や曲のテンポ，声の抑揚などを瞬間瞬間に選び取っていくという作業をしていた，と気づかされます。基本的に無意識のうちにやっていることなので，今こうして改めて振り返ってみると，非常に創造的な作業をしていることに驚かされます。

　また別のケースでは，中学校教師を定年退職したばかりで癌を発病し，期待をかけた積極治療も虚しく，さほど時間が経たぬ間に，ホスピス病棟に入院されてきた男性患者が亡くなる少し前のこと。かろうじて意識があるうちに間にあって，今や父親よりもずっと身体の大きくなった３人の息子たちが病室に集まり，患者である父親が好きだった合唱曲を，即興の男性混声合唱で見事なハモリも入れて実に立派に歌ってくれたことがありました。患者である父親は，隣に寄り添っていた妻と一緒に，涙を流しながら息子たちの力強い歌声を聴いていました。とてもうれしかったでしょうし，父親として誇らしくもあったでしょう。そして，父親の人生の最後に，そのような贈り物をすることができた息子たちも，ある種の満足感をもちえたことでしょう。

遺される家族にとっても，大変意味のある合唱でした。

　この他にも，音楽には，その歌が流行っていた頃の，あるいはその歌を聴いていた頃，歌っていた頃の思いや情景，時や場所に瞬間移動させる「タイムマシン」や「どこでもドア」のような働きがあります。

　また，音楽には，楽しい気持ちを増幅させたり，うれしい気持ちを引き出したりする力もあります。やるせない気持ち，悲しい気持ちを吐き出させ，涙とともに浄化する，いわゆるカタルシス効果もあります。

　臨床の場で音楽の力を実際に経験することを通して，音楽のもつ力を思い知らされています。

　スピリチュアルケアに，音楽は欠かせないアイテムです。音楽は，神様が私たち人間にくれた最大の贈り物の一つです。これを用いない手はありません。

## 6　食事

　心を込めてつくられ提供される食事には，人を変える力があります。食事の提供は，スピリチュアルケアとなりえます。

　一般に，入院している患者にとっての唯一かつ最大の楽しみが食事であることは，しばしば経験されることです。

　しかしながら，終末期になると，この食事の楽しみは，ほとんどの患者から，必然的に奪われることになります。

　加えて，「食べられない（状態が続く）こと＝死」という厳然たる現実に，食事のたびに直面することになります。家族から，食べろ，食べろ，食べなきゃ元気にならないよ，と言われ続けるのも大きな心理的負担です。無理をして食べたら食べたで，後になって嘔気，嘔吐や腹痛，下痢，便秘，口周囲の痛みなどの辛い症状に悩まされることもあります。誤嚥もしやすくなるため，食べること自体が恐怖になることもあります。誤嚥性肺炎のリスクも増えます。食べることに伴う喜び以上に，苦しさ・辛さが増大します。

　喜びであるはずの食事が，少なくとも患者を苦しめる原因とはならないように配慮することは，医療者の重要な仕事です。そして，できれば，少しでも長く，ささやかではあっても食事が患者にとって楽しみや喜びとなるように，さらに可能であれば，患者と，患者を大切に思う家族にとって，感動と癒しを与えるような食事を提供していきたいものです。

　終末期の患者における食べることの意味については，深く考えてみる必要

があります。

　さまざまなことができなくなっていく状況のなかで，少しではあっても自分の食べたいものが食べられることは，患者にとってうれしいことであり，自信と希望を与えます。自分の期待を超えて，手の込んだ心のこもった食事が提供されることを通して，その食事を提供してくれた人からの，無言のメッセージ（「あなたは大切な存在！」）を受け取ることにもなります。欲望がなくなり，気持ちのよい経験をすることがなくなっていくなかで，少しでも「おいしい！」と感じることができたとすれば，それは患者にとって，心満たされる経験となります。遺される家族にとっても，おいしそうに何かを食べていた患者の姿は，思い出すたびに慰められる出来事として記憶に残り続けます。

　そのためには，やはり栄養士自身が，足しげく患者のもとを訪れることが不可欠です。栄養士は，厨房にこもっていてはだめです。栄養士自身が，患者とじかにかかわり，患者の思いや感謝の言葉，時には苦言を直接受け取ることが重要なのです。おいしく食べられて喜んでいる姿や，逆に食べられなくて辛い思いをしている姿に，じかに接することが必要です。それが，食事という武器を使って患者の生きる力を高めていく，臨床栄養士としてのあるべき姿なのです。そこに，栄養士の苦悩と，それ以上の喜びが生まれてくるのです。栄養士に限らず，私たち医療者は，患者や家族との直接のかかわりによってしか成長しえないのです。間接的ではだめです。当院の栄養士も，当初，厳しい要求をしてくる患者に泣かされて，何度病室から戻ってきたことかしれません。しかし，患者の元を決して離れることなく，臨床栄養士として，食を通して少しでも患者の生きる力を引き出そうと努力を続けてきた結果，今では，食を通して感動をすら与えることのできる臨床食事療法士とでもいうべき存在に成長しました。実に頼もしいチームメンバーです。

　ご存知の方もおられるでしょうか。『バベットの晩餐会』という同名の小説を映画化した，北欧が舞台の大変静謐な作品があります。この作品のテーマは，すべての人の上に無条件に降り注いでいる"恵み"について，です。この"恵み"は，神から与えられる本当の愛，真実の愛，と言い換えてもいいものです。

　その"恵み"の象徴として作品のなかに登場するのが，タイトルにも使われている「晩餐会」という言葉が示しているように，他でもない，心を込め

てつくられた「料理」なのです。巧みな料理人であるバベットがつくる「料理」の一皿一皿が提供されていくたびに、"恵み"のない宗教によって固く閉ざされ、カサカサに乾いていた人々の心が、少しずつ、少しずつ、その心のこもったおいしい「料理」という"恵み"によって潤され、溶かされ、変えられていきます。

「晩餐会」が進むにつれて、ついには、圧倒的な"恵み"が圧倒的な勝利を収め、人々の心から苦々しい思いを一掃し、人々の霊を静かな悦びで満ちあふれさせるに至ります。

本物の（これは、豪華な、ということと決してイコールではありません）食事をとるという行為は、実はスピリチュアルな経験なのだ、ということを思い起こさせてくれる映画です。聖書のなかには、イエスがいろんな人たちと「一緒に食事をした」という記事が何度も登場しますが、このことを裏づけているようにも思えます。

心のこもった食事を提供するという行為は、スピリチュアルケアとなりえます。スピリチュアルケアとなりうるような食事の提供があるのです。患者の希望を聴く段階において、つくる段階において、持ち運ぶ段階において、食事介助をする段階において、それぞれの行為はスピリチュアルケアとなりうるのです。

食べることは、すなわち生きることであり、それはスピリチュアルな次元の"恵み"とつながっているのです。

## 7 ユーモアと笑顔

「私は、名前のとおり、何にもでーけん、デーケンです」「晴れでもアーメン、雨でもハレルヤ！」「私は、最近、厚生労働省から、ある重要な統計を入手いたしました。今日は、皆さんに特別にお教えいたします。それは……日本人の死亡率は、なんと100％だということです！」などの、数々のユーモアあふれる名言で知られるアルフォンス・デーケン（Alfons Deeken）氏は、日本における死生学研究や「死への準備教育」普及に多大な貢献を果たしてきた人物です。

このデーケン氏は、ユーモアの大切さを強調されるだけでなく、ご自身の講演においても、常にユーモアあふれる語り口と内容で、5分に1回は必ず聴衆を笑わせるユーモアの名手でもあります。デーケン氏を通して、多くの

人が，医療現場におけるユーモアの大切さを教えてもらったように思います。

デーケン氏によると，ユーモア（humor）は，医学的概念の「（人体の中の）体液（ラテン語で，フモール［humor］）」という語から派生し，この体液という生命の源泉の本質をなす流れが，人体に活力を与え，創造的な力を生ぜしめ，生命を満たすようになっていると考えられていたことから出てきた言葉だそうです。つまりユーモアは，私たちに創造的な活力といのちの輝きを与えるものだということです。

デーケン氏は，講演のたびにいつも，「ユーモアとは，『にもかかわらず』笑うことである」という，ドイツの有名な格言を紹介されます。これは，厳しい状況であればあるほど，ユーモアが必要とされ，ユーモアが力を発揮する場となる，ということを示しています。

実際，ユーモアは，「自分で自分を見る能力」「自分自身を含む状況全体を俯瞰する能力」，あるいは，不正確だけれどもありていな表現を使えば，「自分自身と自分が置かれている状況を客観的に見ようとする視点」を必要とします。すなわち，ユーモアを用いるという営みは，メタ能力（meta ability），簡単に説明すると「自分自身を観る能力」（詳しくは，第5章で説明します）を必要とする，きわめて人間的な営みなのです。別の言い方をすれば，ユーモアとは，「人間に固有の」と言っていいほどの高度な能力を要する営みなのです。

そして，厳しい状況であるほど，スピリチュアリティの健全な働きが必要とされるように，厳しい状況であるほど，ユーモアを可能とする能力が健全に機能することが，人間らしい生活を営むうえで重要なのです。優れたユーモアが生み出されるためには，「メタ能力」が十分に機能することが不可欠なのです。

また，「ユーモアは，相手に対する愛と思いやりの人間的表現です」「相手に対する愛と思いやりを根本にもつものが，ユーモアです。ジョークとは違います」と，いつもデーケン氏は言われます。ユーモアの目的は，ただ笑わせることではありません。ユーモアの目的は，相手の幸せな気持ちを引き出し，これを増幅させ，自分や相手の視点を闇から光に向けさせることです。そして，ユーモアとはそういったものである以上，必ず，相手への愛と思いやりをその内に含むのです。そうでなければ，それはユーモアとは言えません。人を傷つける笑いは，ユーモアではありません。ユーモアとは，人の心

を温め，人を活かすものなのです。

　このテーマと関連して，別の観点から重要な話題について，少し触れておきます。

　一つは，「顔面フィードバック仮説[註2]」です。つまり，「笑顔でいるから幸福なのだ」という言葉があるように，笑顔が幸福をもたらす，笑うとうれしくなる（笑顔→幸福感）という方向性は，人間の生理学的メカニズムのなかに，確実に存在しています。幸せな気分と笑顔は，双方向の関係にあります。幸せな気分が笑顔を生み出す（幸福感→笑顔）という方向性とともに，笑顔が幸せな気分を生み出す（笑顔→幸福感）という逆の方向性があることもまた，否定できない事実なのです。

　したがって，臨床家にとっては，時に意識して笑顔をつくることは，自らの心の健康を保つためにも，とても大切な技法です。まさに，ドイツの格言が教えてくれているように，「にもかかわらず微笑む」という技法です。

　この「顔面フィードバック仮説」とセットで重要なもう一つの仮説が，「共

---

註2　顔面フィードバック仮説は，「表情」→「感情」の方向の流れ，すなわち，何らかの「感情」を表す「表情」が顔に現れると，その「表情」が，その「表情」にふさわしい「感情」を自らの内に生み出すという仮説である。「表情」の役割は，他人に自分の「感情」を伝えるためのツールであるというだけではない。「表情」は，「表情」をつくる本人自身の「感情」にも影響を与えるのである。進化論で有名なチャールズ・ダーウィン（Charles Robert Darwin）は，次のように述べている。「感情を表に出すことによる自由な表現は，その感情を増幅する。一方，感情をできるだけ表に出さないよう抑制することで，その感情は和らげられる」〔ダーウィン／浜中浜太郎（訳）：人及び動物の表情について．岩波文庫，1931〕。サスキンドの実験〔Susskind JM, et al: Expressing fear enhances sensory acquisition. Nat Neurosci 11(7): 843-850, 2008〕によると，被験者にそれぞれ「恐怖の表情」と「嫌悪の表情」をさせて，その時に生じるさまざまな身体の変化を調べたところ，「恐怖の表情」をつくると，それだけで視野が広がり，眼球運動が速くなり，遠くの標的を検知できるようになり，鼻腔が広がり，呼気速が速くなった。「嫌悪の表情」をつくると，視野も鼻腔も狭まり，知覚が低下した。もちろん，被験者は，ただ「恐怖」や「嫌悪」の「表情」を表面的につくっただけであり，そのような「感情」をもっていたわけではない。この実験データが示すことは，「恐怖」を感じる状況に対応する「身体的な準備としての反応」は，「恐怖の表情」をつくることだけでももたらされる，ということである。この実験で示された「表情」→「その表情に即した身体的準備反応」もまた，顔面フィードバック仮説と呼ばれる。他にも，「笑顔の表情をつくると感情もポジティブになる」ということを示す実験もあり，現在では，多くの実験結果によって支持されている考え方である。「表情」は，本人の「感情」や「身体の他の部分の状態」にも影響を与えるのである。

感のミラーニューロン[註3]仮説」です。これによると，次のように言われます[2)]。

　他人が感情を表しているところを見るとき，私たちのミラーニューロンは，まるで私たち自身がその表情をしているかのように発火する。この発火によって，同時にニューロンは大脳辺縁系の感情をつかさどる脳中枢に信号を送り，それが私たちに他人の感じていることを感じさせる。

　つまり，私たちが，他人の怒りや恐怖や喜びなどの表情を見る時，私たち自身がその表情をしているかのように，私たちのミラーニューロンが発火し，その発火によって，ニューロンが大脳辺縁系の感情をつかさどる脳中枢にも信号を送ることで，その表情をしている他人が感じている感情を，その表情を見ているだけの私たちも感じる，ということです。
　この仮説が正しいとすると，笑っている人を見ると，私たちは笑っている人と同じ感情を自らも感じる，ということになります。これは，私たちの経験からもその正しさを承認したくなる仮説ではないでしょうか。笑顔の人を見る時に，私たちにも笑顔と喜びが伝染し，何やらうれしい気持ちになったりします。赤ちゃんの邪気のない天真爛漫な笑顔に接する時，誰もが笑顔になり，幸せな気持ちになります。これは，この仮説の正しさを支持する経験的事実です。
　これら「顔面フィードバック仮説」と「共感のミラーニューロン仮説」を合わせて考えると，私たちが「にもかかわらず」笑顔をつくるならば，まず私たち自身の内に，その笑顔に対応する程度の幸福な感情が生み出され，さら

---

註3　ミラーニューロン（mirror neuron）は，霊長類などの脳内で，自ら行動する時と，他の個体が行動するのを見ている時の両方の場合において，活動電位を発生させることが確認されている神経細胞である。イタリアのジャコーモ・リッツォラッティ（Giacomo Rizzolatti）らによって，1996年にマカクザルを用いた研究で直接観察され，発見された。神経科学におけるきわめて重要な発見であると，多くの研究者によって考えられている。他の個体の行動を見て，まるで自分が同じ行動をとっているかのように，脳の神経活動が鏡（mirror）のように反応することから名付けられた。ミラーニューロンは，人間においても存在すると考えられている。他人がしていることを見て，それを自分のことのように感じる共感（empathy）能力と関係があると考えられたり，模倣という活動を通して，言語獲得における重要な役割を果たしていると考えられたりしている。

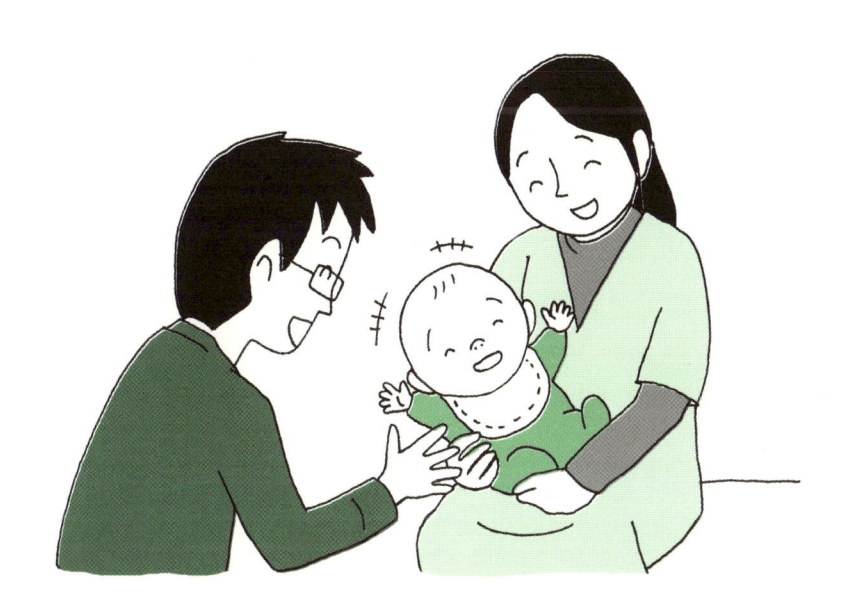

に私たちの笑顔を見た相手の内にも私たちが感じているのと同じ感情が生み出される，ということになります。これは，100％必ずそうなるというものではないでしょうが，臨床的実践において有意味なほどの正しさは十分に有していると，自分自身の経験から感じています。「にもかかわらず」微笑むことは大切な技法なのです。

　笑顔を向けることは，仏教でいうところのいわゆる「無財の七施」[注4]のなかの，「和顔施」と呼ばれるものでもあります。相田みつをの詩，「あなたがそこに　ただ　いるだけで／なんとなくその場の空気があかるくなる／あなたがそこに　ただ　いるだけで／みんなのこころがやすらぐ／そんなあなたに　わたしもなりたい」にあるように，柔らかな笑顔でそこにいることは，それだけで大きな施しであり，スピリチュアルケアにもなりうるものです。

---

注4　「無財の七施」とは，『雑宝蔵経』のなかで説かれているもので，この「無財の七施」を行うことで「大いなる果報を獲る」と説かれる。大きな施しができるような地位や財産がなくても，心がけ一つで誰もがいつでも簡単にできる布施のことで，眼施，和顔施（和顔悦色施），言辞施，身施，心施，床座施，房舎施がある。私たちの日常生活において，施せる物が何もなくても，周囲の人々に喜びを与えていく布施の仕方がある。それが「無財の七施」の教えである。笑顔を向けるとか温かい言葉をかけるなどの，日常の行いによって，自己を幸福にするとともに，周囲の人々をも幸せな気持ちにすることができるのであり，これは真の施しである，と説かれる。

ユーモアも笑顔も,「相手に対する愛と思いやり」の表現であり,最高にして最大のスピリチュアルケアの一つとなりうるものなのです。

## 8 論理療法

論理療法（rational therapy）とは,アルバート・エリス（Albert Ellis）という臨床心理学者・セラピストが,1955年頃に創始した心理療法の一つの派です。

基本的な考え方は,次のようなものです。「人の心の苦しみは,出来事そのものから直接に必然的な帰結としてもたらされるものではなく,個々人による出来事の受け取り方を介して生み出されてくるものであり,受け取り方を変えれば,出来事の意味も変化し,心の苦しみを軽くしたりなくしたりすることができる」。

通常よくみられる考え方は,何か悪い出来事があったから心の苦しみはそれから必然的に生じてきた,という類のものです。たとえば,資格試験に落ちたから自暴自棄になったり,その仕事を諦めたりした。失恋したから悲しんだり,死のうとしたりした。治療の難しい病気にかかったから不安でじっとしていられなくなったり,詐欺まがいの代替療法に飛びついたりした,等々。

しかし,エリスは,そうではないと考えました。出来事が直接に何らかの感情や行動をもたらすのではなく,生じた出来事について個人の信念体系のなかで解釈をし,その解釈の結果としてその出来事に付与された意味のゆえに,その人において何らかの感情や行動が生み出さているのだ,と（詳しくは第2章で説明しますが,これは,「志向相関性」という原理そのものです）。したがって,信念体系が変われば,出来事の意味も変わり,同じ出来事に対する感情やそこから出てくる行動も変わるのだ,と言うのです。

実際そのとおりで,同じ出来事を経験したとしても,全く平気であるどころか,それをバネにして人間としてさらなる成長を遂げる人もいれば,逆に,性格がひねくれたり,他人に対して攻撃的になったり,絶望して自殺したりする人さえもいるわけです。出来事と結果は必然的な関係で結ばれているわけではなく,両者の間にはブラックボックスがあります。

エリスは,そのような,結果として生じる感情や行動の違いは,個人が抱いている信念に起因するものだと考え,不健全な感情や行動を変更させるた

A（出来事） → B（信念・固定観念） → C（結果）

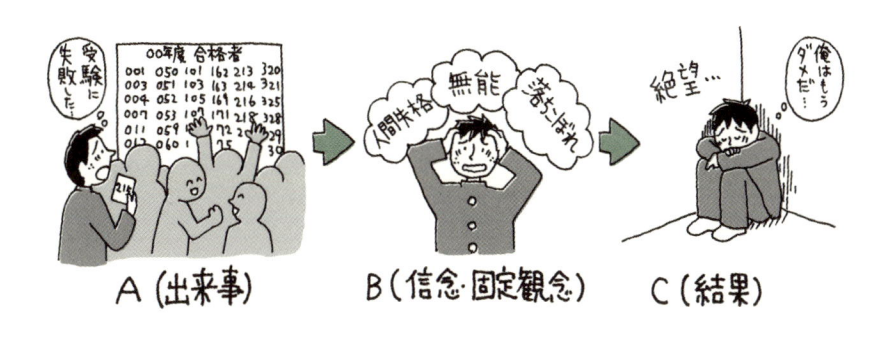

めには，非合理的な信念（irrational belief）を変更すればいい，と考えたのです。

これが，エリスの「ABC理論」と呼ばれるものです。「ABC理論」のA, B, C, とは，それぞれ，activating event（出来事），belief（信念，固定観念），consequence（結果）の頭文字を表しています。要するに，出来事（A）があって，それから直接にその結果（C）が生じるのではなく，間に信念・固定観念（B）による解釈があるという考え方です。

特に，主体に不都合な結果（C）をもたらしている不合理な考え方（B）は，「非合理的な信念（irrational belief）」と呼ばれ，これを粉砕することをセラピーの直接的なターゲットとします。決して，論理的な納得をもたらすことによってバラ色の人生を約束するというようなことではなく，せめて苦しみをもたらすものの見方をさせている歪んだ眼鏡を外してもらうことによって，もう少し楽に，自由に，気持ちよく生きてもらうための手助けをする，という感じでしょうか。

非合理な信念には以下のような特徴があるとされます。

1）硬直している。柔軟性がない。
2）非論理的である。論理的一貫性がない。
3）現実との乖離。現実と一致していない。
4）健全な目標の達成を妨げる。健全な目標の達成に役立たない。

この1）〜4）のそれぞれに応じた例を挙げると，

第1章　実践するスピリチュアルケア　医療者にできることは何か？

1）硬直している。柔軟性がない。

「成功するためには，一流大学に入らなければならない」
　「〜しなければならない」というのは，硬直した考え方です。入れたらうれしいでしょうが，入れないからといって成功できないわけではありませんし，それで人生のすべてが失敗してしまったわけではありません。論理的ではなく，現実とも一致しません。

2）非論理的である。論理的一貫性がない。

「失恋したので，死ぬしかない」
　全く論理的ではありません。失恋したからといって，死ななければならないという理由も論理的必然性もありません。

3）現実との乖離。現実と一致していない。

「すべての親は子どもを愛するものだ。私が不幸になったのは，私を愛してくれなかった親のせいだ」
　確かに，すべての親が子どもを愛してくれたら素晴らしいと思いますし，それが望ましいですが，残念ながら実際にはそうとは限りません。すべての親が子どもを愛するというのは，残念ながら現実とは一致しません。また，悪い親の子どもがすべて不幸な人間になるとも限りません。親に愛されなかったということと，その親に育てられた子どもが不幸な人生を生きる人間になるということとの間には，論理的必然性はありません。悪い親に育てられても，あるいは，悪い親に育てられたからこそ，幸せな人生を歩んだとか立派な人間に成長したということは，現実に存在します。

4）健全な目標の達成を妨げる。健全な目標の達成に役立たない。

「治らない病気を抱えている自分は，もう治療する意味がない」
　目標が，最後まで苦しまないで過ごすことであったり，何カ月か何年か何十年かわからないけれども生きられる時間を有意義に過ごすことであったり

する場合には，医療の力を借りて症状を和らげるなどの治療をすることには意味があります。「治療する意味がない」という考えは，その人自身の健全な目標を妨げる可能性が高いと言えます。あなたにとっての人生の目標は何ですかと尋ねて，その目標に役立つ方法かどうかを吟味する必要があります。

　論理療法は，合理的な信念がもてるようにすることによって，感情や行動を変えたり，心の苦しみを解消しようとしたりするものですが，理屈っぽくて冷たい印象をもたれている向きもあります。失恋したら悲しむのは当然だろう，失敗したら落胆するのは当然だろう，親から愛されない子どもが辛い思いをしたり，人生を台なしにしてしまったりするのは当然だ，人間としてもつのが当然とも言える負の感情を抱くことをだめだと言うのか，と。

　論理療法は，自然に湧き上がるそのような感情が生じるのを否定しているわけでは，もちろん，ありません。無理にその感情を引っ込めさせようとするのでもありません。そのような感情が存在すること自体を否定するものではないし，そのような感情はもつべきではないこととして無理に抑え込もうとするものでもありません。また，その感情が主体に害を与えず，健全な範囲内に留まるものなのであれば，基本的に問題はないものとして扱います。

　論理療法は，一定の出来事に遭遇すれば一定の感情や行動が生じるのは当然だと固定的に考えたりはしません。一定の出来事に対しては，それに対応するのがふさわしい一定の感情をもつことは，当然のことであり（「失敗」という出来事に対して，「落胆」という感情をもつ，など），仕方のないことであるとする考え方は，一見，理解的で思いやりのある態度に見えて，実は，変化や人間の自由の可能性を否定する，希望のない考え方にもつながりうるのです。むしろ，論理療法のように感情や行動の変更が可能であるという考え方のほうが，人間に対する希望をもてる考え方として機能するという見方も可能なのです。

　論理療法は，私たち人間においては，A→Cと決まっているのではなく，AとCの間にはBがあり，A→B→Cとなっているのだよ，という原理を示しているのであり，このBは変更可能であるゆえに，Cも変更可能なのだ，と考えるわけです。

　また，論理療法は，決して感情を無視しているのではなく，感情を変えるためには，感情を変えようとするのではなく，信念の部分を変えるのが得策

であるという，論理的かつ経験的な洞察に基づいているのです。感情は，なかなか変えようとして変えられるものではありません（悲しいものは悲しいし，嫌いなものは嫌いです）が，自らがもっている不合理な信念に気づいて，これを変えることは，必ずしも簡単とは言えないにしても，理性を用いて行いうることです。そして，そうすることによって，不健全な感情を健全な範囲内の感情に留まるものに変えていくことが，期待できるのです（より詳しく学びたい人のためのコーナー⑤ ☞ 60 ページ）。

　この原稿を書いている 2013 年 3 月 31 日の朝日新聞朝刊の読者投稿欄に，ちょうどいい記事が載っていたので，参考までに紹介しておきましょう。72 歳男性の投書です。

　妹が約 45 年前に若くして死んだ時，今は亡き叔父は「お前の家は幸せが多すぎたから神様が『ますかけ』をかけたんや」と言った。「ますかけ」とは，米びつに一升枡を入れてすくい，あふれたコメを払うことを言う。確かにわが家ではいいことが続いていた。その後，私は 2 人の子に恵まれ，長女に子どもが 2 人生まれた。娘がいた長男に男の子ができると知った時，自分の幸せが怖くなった。だから，男の子が無事生まれた時は涙が止まらなかった。ところがその晩，私は高熱を出し，入院しても病名すらわからなかった。やはり「ますかけ」が来たか，自分が引き受けるしかないなと覚悟を決めた。幸い，その後無事に退院できた。手加減してくれた神に心から感謝している。

　この方の感じた「怖れ」の感情は，スピリチュアルペインと呼んでもいいものかもしれません。なぜ，この方に怖れの感情が生じたかというと，それは，一つには，出来事として「いいことが続いていた」からです。しかし，それだけでは，誰しもに「怖れ」の感情が生ずるわけではありません。二つ目の条件として，この人の信念体系を挙げなければならないでしょう。すなわち，「いいこと」が続き過ぎると，バランスを取るために，それに見合った悪いことが生じるはずだ，という考え方です。この信念を変えることができれば，いくら「いいこと」が続いたとしても，この人は（この人が言う「ますかけ」とやらを）怖れないで済むのではないでしょうか。

　なお，この論理療法は，改めて言うまでもなく，指示的（directive）なア

プローチ（こうしたほうがいいですよ，こう考えたほうがいいのではないですか，こういう見方もあるのではないですか，と援助者が積極的にアドバイスを提供していくアプローチ）を採用した心理療法です。もともとエリスがこの方法を編み出したのは，非指示的（non-directive）な心理療法（援助者が積極的傾聴を行ったりすることで，被援助者が自ら気づきを得て，自然に変化していくのを，積極的関心をもちながら見守るというアプローチ）を使ってセラピーを行っていて，あまり効果が得られなかったことに起因しているようです。

　思うに，やや極端な言い方をすると，日本の医療現場では，対人援助における非指示的なアプローチは，どちらかと言うと「善」ないし「望ましい方法」ととらえられており，一方，指示的なアプローチは「悪」，とまでは言わないまでも，非指示的なアプローチよりも侵襲的な感じがあって，悪い印象をもたれているのではないでしょうか。非指示的な方法のほうが「深みのある方法」であるかのような，あるいは，相手の人格をより尊重しているような，そんなイメージがあるのではないでしょうか。

　指示的アプローチと非指示的アプローチについて，そのようなとらえ方をする理由もわからなくはありません。というよりも，大変よくわかります。医療者と患者，援助者と被援助者，ケアの提供者と享受者を考えれば，いずれも，前者が強者で後者が弱者になるという力関係がつくられがちです。すなわち，もともと対等な関係ではないところで，指示的なアプローチが採られる場合には，どうしても，弱者は，合点がいかずとも強者の指示に従うという構図が，できあがってしまう傾向にあるのです。この意味で，指示的アプローチには危険性が伴っていると言えます。

　しかしながら，非指示的なアプローチを徹底する場合，不合理な信念体系のゆえに不必要な苦しみを経験しているとしても，基本的には，目の前の相手に共感を示しつつ，その人が自然に変化していくことを期待しつつ待つということになりますが，しかし，その方法が誰しもに有効であるとは限りません。もちろん，与えられている時間も無限に残されているわけではありません。いや，それどころか，非常に限られた時間であることが多いのです。洗練された指示的アプローチは，決して否定されるべきことではありません。

　確かに，相手の信念体系を知るためには，非指示的なアプローチによって相手の話を注意深く聴く必要があります。もちろん，論理療法においても，

この作業は，欠かせない最初の第一歩です。しかし，そこから，あくまでも非指示的アプローチを続けていって相手が自然と変化していくのを待つのがいいかどうかは，ケースバイケースです。相手次第では，非指示的な方法ではどうにも前に進まず，指示的な方法を取り入れることによってうまくいくこともあります。

根本的なこととして，指示的アプローチであれ非指示的アプローチであれ，それは一つの方法にすぎないという認識が必要であって，指示的な方法を否定する必要はありません。ましてや，非指示的な方法のほうが「深みのある優れた方法」であり，「相手の人格を尊重したよりよい方法」である，というようなことは，決してありません。ケア対象者のためになるようであれば，指示的方法も賢く使っていけばよいのです。ただし，安易に指示的方法を使うのは，時に侵襲的であり，危険であることも十分に承知したうえで，慎重に用いていく必要があるでしょう。

さて，このエリス理論のコンセプトは，本書が採用しているスピリチュアルケアのコンセプトと基本的に同じ構造をもっています。同時に，これは，ホロコーストを生き延びた精神医学者ヴィクトール・フランクル（Viktor Emil Frankl）が述べた，「私たち人間においては，刺激と反応の間にスペースがある。そのスペースにこそ，反応を選択するという私たちの能力が宿っている。私たちの成長と自由は，私たちが選択する反応に存している」という考えと共通するものでもあります。ナチスの強制収容所という極めつけの過酷な環境をくぐり抜けてきた人物の言葉であるだけに，この言葉は非常に重みがあります。どんな大変な状況にあっても（ホロコースト以上に過酷な状況は，世の中にそうあるものではないでしょう），選択不可能な「刺激」（状況，環境，出来事）と，選択可能な私たちの「反応」との間には必ず「スペースがある」，ということです。換言すれば，「刺激」と「反応」は必然の関係で結ばれているものではない，と。そして，この「スペース」には，個々人の「信念体系」が存在しているわけですが，この「信念体系」は変更可能なものであり，そこに，人間の希望も存在していると考えられるのです。

### 9 宗教

宗教は，良きにつけ悪しきにつけ，私たち人間に対して，最も強力で最も大きな物語（信念体系，構造）を提供する装置なのではないでしょうか。

真偽のほどはともかくとして，国生み神話だとか，「世界」や人間の創造だとか，罪の起源だとか，死の意味だとか，死んだらどうなるかだとか，救済（救い）の方法だとか，それぞれの宗教がそれぞれ独自の世界観，価値観，死生観をもっていることは改めて言うまでもありません。
　スピリチュアルケアの文脈で言えば，宗教がもつ「個人の物語（信念体系，構造）を書き換える大きな力」は，特筆に値します。宗教的ケアは，うまく用いられれば，非常に有効なスピリチュアルケアとして機能するのです。
　私がかつて働いていたことのある二つの病院では，聖書の講話をする時間がありました。
　S病院では，ホスピスの建物の一角に立派なチャペルがあり，毎日「朝の礼拝」の時間が設けられていました。患者さんたちは，チャペルを訪れることが可能な身体状況であり，かつ本人に参加したいという気持ちがあれば，「朝の礼拝」に参加されたりもしていましたし，あるいはそれぞれの病室に居ながらにして「朝の礼拝」の音声だけを聴くことも可能でした。説教や讃美歌を聴きたければ，枕元のスイッチを入れれば，各部屋で「朝の礼拝」の音声が聞こえる仕組みになっていました。
　E病院では，やはりホスピス病棟内に小さな礼拝室があり，週に3回「よきおとずれ朝の会」という集いが開かれていました。こちらも，その場に参加してもよし，あるいは自室のテレビで見てもよし（こちらは映像つきでした），という仕組みになっていました。
　これらは，いずれも布教目的でそのような活動をしていたわけではなく，少しでも患者さんやご家族の生きる力になるような世界観，価値観，死生観（もっと柔らかい言い方をすると，モノの見方・考え方）を提示することによって，いわばスピリチュアルケアの一助となることを願って設けられていた時間であり，場であったと思います。
　私自身，どちらの病院においても，そのような場で定期的に話をさせてもらっていましたが，面と向かっては話しにくいような内容も，そういう場では話しやすかったりもし，聴く側にとっても1対1とは違う気楽さがあったように思います。自室で一人視聴することも（しないことも）可能でした。信仰のあるなしにかかわらず，涙を流しながら聴いておられる人も少なからずおられましたし，話す私自身も話しながら涙が頬を伝うことがしばしばありました。目の前に患者さんや家族がおられて，その方たちに何かが伝わっ

ている感じがヒシヒシと感じられることがよくありましたし，病室におられて目の前にはおらずとも，病室で聴いているであろうその方を想いながら話す時に，しばしば自ら感動を覚えもしました。そういう時は，やはり聴いていた患者さんからの反響も大きく，決して私の独りよがりの感動ではなかったように思います。有効なスピリチュアルケア（宗教的ケアでもある）の場であったように思うのです。

　宗教が提供してくれる物語や言葉，考え方がもつ力によって，出来事の意味や価値が変化するこのような経験は，まさに宗教の得意とするところ，宗教の真骨頂と言えます。

　宗教は，自らの世界観，価値観，死生観によって出来事を巧みに解釈する能力を有しており，辛い経験を乗り越えるためのさまざまな優れた言葉や概念の宝庫でもあります。

　教会で神父や牧師の説教を聴いたり，お寺で僧侶の説法を聴いたりする時に，自らが置かれている状況が説教や説法の前後で何ら変わったわけではないにもかかわらず，そこに集った信徒の心がスカッと晴れ渡ったり，心の重荷がすっかり軽くなったり，目からウロコが落ちるような体験をしたり，感動して涙を流すような喜びを感じたり，安堵したり，という経験も，構造としては，これと同じと言ってよいでしょう。宗教がもつ「出来事の意味を変える力」は，絶大です。

　さて，ここで改めて誤解のないように声を大にして言っておきたいことは，宗教を一つの物語とか一つの構造とか言う時，それは決して，宗教＝フィクションと言っているわけではない，ということです。ある宗教の言説がフィクションであるかどうかは，誰にもわかりません。判断不能です。なかには，「これはどう考えても嘘くさいな」と思えるようなものもあったりして，そういう意味では，信憑性の強弱はあるように思いますが，真偽の問題ではありません。いや，真偽の問題ではあるのでしょうが，最終的な真偽の判断をすることが人間には不可能な問題なのです。神がこの宇宙や人間を創ったことを，あるいは創ったのではないことを，あるいは，そもそも神が存在するかどうかということを，どうすれば確認・証明できるでしょうか。それは，あくまでも「信」の領域の問題であって，「知」の領域の問題ではないのです。いずれにしても，真偽の問題は脇に置いておいて，「信」の問題として扱われるべきものであるとわきまえていることが大切なのです。

また，その「信」が導く「世界」解釈（もちろん，ケア対象者の身に生じた出来事の解釈も含みます）が，ケア対象者に対して，よき力，よき作用をもたらすように配慮することは，援助者の大切な役目なのです。
　最後に，症例を一つだけ紹介しておきましょう。
　丸地留太さん（仮名）70代男性は，ちょうど1週間の入院期間でした。
　10代の若い日にカトリックに入信されて洗礼を受け，東京のキリスト教系の大学に進学し，その後も熱心に教会生活に励まれていましたが，ある時期から教会を離れて，すでに半世紀近くが経過していました。5年前に食道癌と診断され，治療を繰り返していましたが，2年前に新たに胃癌と肝細胞癌も見つかり，さらに肺転移，癌性胸膜炎も併発し，胸水も貯留してきました。激しい痛みと吐き気がありました。入院時は，嘔気・嘔吐に対して経鼻胃チューブを挿入されていました。入院に当たっては，200字詰め原稿用紙に，かろうじて読める震える文字で，最後を次のように締めくくる文章をあらかじめ用意しておられました。

　（中略）次に，お願いですが，もう書く気力なく，要は痛みの為，2ヶ月絶食中であり，これ以上の如何なる治療も延命としか考えられません。
　早く目標を定め，人生のクロージングを，天命に沿い，全うしたいと願っております。
　何卒，ご支援のほどをお願い申し上げます。　　　　　　　　　　　草々
　　　　　　　　　　　　　　　20XX年12月16日　丸地留太　記

　入院した日，部屋に挨拶に出向いた時，初対面での会話はこんなふうでした。
　事前情報があったので，私から，「丸地さんはクリスチャンなんですってね」と，申し上げたところ，「はい，まあ，……でも私は，善い行いはしてきていないので……」と，顔を歪めて応える丸地さん。丸地さんの表情から何事かを感じ取った私は，一瞬どうしようかと思いましたが，丸地さんのこの発言に対して，「そうですか」とただ受容・傾聴するという選択はせず，満面の笑顔で次のように応じました。「丸地さん，私たちは善い行いで救われるのではありませんよね。ただ神様の"恵み"によって救われるのですよね。そして，神様は，一度救った人を，決してお見捨てにはなりません。こ

ちらが忘れていても，神様のほうで絶対に忘れやしません。だから，大丈夫です。善い行いは，一切関係ありません。丸地さんは，救いの恵みにすでに与(あずか)っておられますよ。すべて，"恵み"ですよ！」。

　丸地さんは，目を丸くして，真剣に，うなずきながら聴いてくださいました。やや，お節介かなとも思いましたが，丸地さんの表情と言葉のニュアンス，丸地さんの経歴から，この時は，これこそが丸地さんに伝えるべきメッセージであると，判断しました。すなわち，丸地さんがこれまでの人生をどのように歩んでこられたとしても，神様や教会に申し訳ない気持ちがあるとしても，大丈夫，私たちは"恵み"によって救われるのだ，ということをお伝えしました。

　身体的なことを言うと，麻薬系の薬は前院ですでに開始されていましたが，激しい痛みとしつこい嘔気は続いていました。当院への転院後，薬剤の投与経路・投与量や併用薬を工夫したところ，その日の夕刻には痛みも嘔気も改善し，翌日には明らかに症状は軽減しました。経鼻胃チューブも抜去できました。

　入院翌日の朝，訪室しますと，晴れやかな顔で，「痛みはすっかりなくなりました。嘔気もずいぶん少なくなりました。こんなによくなるとは思ってもいませんでした」，という言葉に続いて，ご自分から，満面の笑顔で，「先生，キリスト教は，"恵み"の宗教なんですね！」と言ってくださいました。もちろん，私は，「そうですよ，丸地さん！」と応じて，ともに喜び合いました。

　丸地さんは，キリスト教史における「"恵み"の再発見者」であるマルチン・ルター（Martin Luther）のように，「"恵み"による救い」という福音に対して，改めて目が開かれ，喜びをもってこれを受け入れることができました。丸地さんの身体的・霊的問題は，1日にして解決しました。わずか1週間の入院期間でしたが，月に1度だけ行われている院内チャペルでの日曜礼拝に，酸素を吸いながらベッド上寝たままの姿で，奥さんとともに参加することができました。そして，その2日後，クリスマスの翌日，家族に見守られつつ，丸地さんは，笑顔で天に凱旋していかれました。

　薬剤的な介入も功を奏しただろうとは思いますが，それだけではこれほどの劇的な変化は見られるはずがありません。少なくとも，人格の内側からあふれ出してくるような喜びは，薬剤的介入だけでは，間違いなくもたらしえ

なかったでしょう。宗教的信念がもつ力は，うまく働きさえすれば，きわめて大きなものがあるのです。

## 10 言葉

たとえば，昨日，ある病室で，こんなやりとりをいたしました。

5日前にとても厳しい状況で入院されてきた50代女性の患者さん。子どもはおらず，頼れる身内は夫だけですが，この夫も病気と障害を抱える身。甲斐甲斐しく病院に通って来てくれていますが，夫にも心身両方の疲れが見えます。当然，妻として，患者は夫のことを気遣っています。それが高じて，患者は自分自身を責め，患者の新たな苦しみをつくり出しています。

しばらく傾聴し，会話を続けるなかで，私はこんな言葉を投げかけました。

「母は強し，って言葉がありますよね。誰かを支える立場にあることが，逆にその人自身を強くして，その人自身の支えになっている，ってことだと思うんですよ。そういうことって，ありませんか？ ありますよね。○○さんは，ご主人のことをとても心配しておられる。申し訳ない，って思っていらっしゃる。妻としては，当然の思いなのかもしれませんね。でもですね，大切な妻を支えているということ，愛する妻を支えることができているということが，今，ご主人自身の一番の支えになっているんじゃないでしょうかねえ。……私は，そんなふうに感じていますけど」。

この言葉を耳にして，患者さんは，はっとしたような表情をされて，しばしの沈黙の後，「そっか，そうよね。確かに，そうかもしれない。多分，そうなんでしょうね」と話されました。そして，「この病気になってから，夫に感謝の言葉を伝えられるようになったのよね。お父さん，本当にありがとう，って。心から。本当に，それはよかったと思うわ」と続けられました。夫から，「お前のことが一番大事だ」と言われたことも，少し頬を染めながら話してくれました。

言葉によって，現実そのものを変えることはできないとしても，現実の意味合いは変えられます。別の見方ができるようになります。それが，心を軽くするのです（もちろん，逆に，言葉によって，心を重くすることもあるので要注意です）。そして，それは現実そのものを変化させていく力にもなるのです。

また，言葉というものは，発せられている言葉自体は同じであっても，そ

の言葉を発している人間とその言葉を受け取る人間との関係性や，あるいは単純にその言葉を発した人間がどういう人間であるかによって，受け取られる内容が異なってくるような一面を有しています。

　次のような言葉，あるいは，医療者のかかわりを，あなたならどのように感じられるでしょうか？

　ある日，オーストリアで最も有名な法律学者のひとりが，私が当時勤めていた病院に入院してきました。動脈硬化によって壊疽が出ていたので，患者の脚を切断しなければなりませんでした。手術を良好に切り抜け，ある日，はじめて1本脚歩行を試みるまでになりました。私の補助を受けて，ベッドから這い降りて，いよいよ，みじめな姿で苦労して，1本脚で部屋の中を雀のようにひょこひょこと跳び回り始めました。そのとき，彼は突然激しく涙を流し始めました。私の手に支えられたまま，畏敬の的であり世界中に名高いこの老人は，小さな子供のように弱弱しくすすり泣きました。「こんなことには耐えられやしない。こんなになって生きている意味がない」とうめくようにこぼしました。そこで私は，彼の眼をまっすぐに見て，強い調子で，しかし皮肉っぽくききました。「会長さん，いったい，あなたは，短距離か長距離の選手になって活躍しようというおつもりでもあるのですか？」彼は，びっくりして顔を上げました。私は話を続けました。「だって，そういうことだったら，あなたが絶望して，今のような言葉を吐かれたのもわかりますよ。そういうことだったら，あなたは選手生命を絶たれて，実際，今後人生は無意味になるでしょうから。これ以上生きていても意味がないでしょうから。あなたが，短距離か長距離のランナーだったらもうおしまいです。でも，あなたは，これまでの生涯をたいへん意味のあるものにしてこられた人です。専門の世界で活動し名をなした人です。そんなあなたのような人まで，ただ片脚をなくしたからといって生きる意味もなくしてしまうのでしょうか」。

　おそらく，私たち医療者の通常の感覚では，片脚を失って悲嘆のなかにある気の毒な人に対して，この医療者は，ずいぶんとひどい言葉を言い放っているようにも感じられます。「『こんなことには耐えられやしない。こんなになって生きている意味がない』とうめくように」声を絞り出し，「小さな子供

のように弱弱しくすすり泣き」悲しんでいる患者に対して,「いったい,あなたは,短距離か長距離の選手になって活躍しようというおつもりでもあるのですか？」とは,なかなか言えない言葉でしょう。一般的には,言うべきでもない言葉でしょう。「そうですか。それは,お辛いですよね」と,非指示的な傾聴・受容・共感の態度で臨むべきではないでしょうか？　しかし,それどころか,この医療者は「皮肉っぽく」言ったとまで自己申告しているのですから,ほとんど救いようがないとすら思えます。これでは,あまりにも繊細さが足りないのではないでしょうか？　あなたは,どう思われますでしょうか？

　しかし,種明かしをするわけではありませんが,この辛辣な言葉を,今まさに苦悩のただなかにあって嘆き悲しんでいる患者に投げかけた人物は,誰あろう,フランクルその人なのです。もちろん,あの『夜と霧』の著者であり,ナチスの収容所を生き延びた高名な精神科医フランクルです。

　はたして,フランクルにこのように言われた患者は,どういう反応を示したでしょうか？　再び,フランクルの文章を引用すると,その男性は,私が言おうとしたことをすぐに理解して,泣きはらした顔にかすかに笑みを浮かべました,とのことです。フランクルの言葉は,この男性患者に,しっかりと伝わったのです[3]。

　誰もがフランクルと同じようなことを言ってうまくいくとは思いません。フランクルの発言は,もちろん,危険な副作用をもたらす可能性があります。フランクルその人から発せられた言葉だからこそ有効であったということは,あるかもしれません。言葉は,その言葉を誰が発するかによって,深さや意味合いが大きく異なってくるという一面をもっています。

　さて,聖書には,

人はパンのみによって生くるにあらず,神の口より出ずるひとつひとつの言葉による。
　　　　　　　　　　　　　　　　　　　　　　（マタイ福音書4章4節）

という有名な言葉があることは,キリスト教徒であるなしにかかわらず,多くの方がご存知でしょう。

　確かにこの聖書の言葉のとおりで,私たちには,言葉によって生かされる存在という一面があります。生物としてはパンや水があればこと足りるのか

もしれませんが，人間は，それだけではない次元というものを抱えて生きています。言葉によって，生きる力，前進する力，再び立ち上がる力を得たり，逆に，傷ついたり，落胆したり，死んでしまおうと思ったりさえするのです。

人間の欲求を6段階の階層で理論化した臨床心理学者エイブラハム・マズロー（Abraham Harold Maslow）による欲求段階説（より詳しく学びたい人のためのコーナー⑥ ☞ 60ページ）に見ることができるように，人間には生理的欲求以上のものを求める能力があります。マズローの言う構造そのままであるかどうかは別として，人間には生理的欲求以上のものがあるということ自体は，否定しようのない現実であると言えるでしょう。

よき聴き手であることは，援助者にとって第一に大事なことかもしれませんが，同時に，相手の心に届く生きた言葉を語ることができる者であることも重要です。適切な時に適切なタイミングで語られる適切な内容の言葉は，人を活かす力をもっています。援助者は，洗練された言葉の語り手になることを目指すべきでもあるのです。

## 11 愛すること

個別的なスピリチュアルケアについて論じる最後は，やはりこの話で締めくくりたいと思います。

これは，実際のところは，個別的なケアというよりは，基盤となるケアのなかの，さらにその基盤に存在しているべきもの，とでも言ったほうがよいものであるのでしょうけれども。

スピリチュアルケアの具体的方法を締めくくるに際して，最も大事なことは，決してノウハウや知識，技術ではなく，以下にご紹介する逸話のなかに見ることができるような，「愛する」という根本的態度なのだということを改めて確認する意味でも，この話をご紹介して締めくくりたいと思うのです。

以下，犬養道子氏が，自ら体験し，書かれた実話[4]です。

ほぼ7万人（1979年12月19日の人数）収容のカオイダンのキャンプ第一セクション内の病者テント内に，ひとりの子がいた。ひとりぽっち。親は死んだか，殺されたか，はぐれたか。兄弟姉妹はいたのか死んだのか。一言も口にせず空をみつめたままの子。衰弱し切ったからだは熱帯性悪病の菌

にとっての絶好の獲物であったから，その子は病気をいくつも持っていた。

　国際赤十字の医師団は，打てるだけの手を打ったのち，匙を投げた。「衰弱して死んでゆくしかのこっていない。可哀想に…」。子は薬も，流動食も，てんで受け付けなかったのである。幼ごころに，これ以上生きて何になる，の絶望を深く感じていたのだろう。

　ピーターと呼ばれる，アメリカのヴォランティア青年が，その子のテントで働いていた。医者が匙を投げたそのときから，このピーターが子を抱いて坐った。特別の許可を得て（ヴォランティアは夕方五時半にキャンプを出る規則）夜も抱きつづけた。子の頬を撫で，接吻し，耳もとで子守歌を歌い，二日二晩，ピーターは用に立つ間も惜しみ，全身を蚊に刺されても動かず，子を抱き続けた。

　三日目に…反応が出た。ピーターの眼をじっと見て，その子が笑った。「自分を愛してくれる人がいた。自分をだいじに思ってくれる人がいた。自分はだれにとってもどうでもいい存在ではなかった…」。この意識と認識が，無表情の石のごとくに閉ざされていた子の顔と心を開かせた。ピーターは泣いた。よろこびと感謝のあまりに，泣きつつ勇気づけられて，食べ物と薬を子の口に持っていった。子は食べた！絶望が希望に取って代わられたとき，子は食べた。薬も飲んだ。そして子は生きたのである。

　回復が確実なものとなった朝，私はセクション主任と一緒にその子を見に行った。「愛は食に優る。愛は薬に優る」主任は子を撫でつつ深い声で言った。「愛こそは最上の薬なのだ，食なのだ…この人々の求めるものはそれなのだ…」。

　朝まだき，とうに四十度に暑気が達し，山のかなたからは銃声が聞こえ，土埃のもうもうと吹きまくっていたカオイダンのあのときを，私は生涯忘れることがないだろう。


　医療者である私という人間が，たまたま患者や家族として出会うことが許された目の前の一人の人を，そしてその出会いを，心から大切にすること。それは，私たちの医療，私たちのケアの，最も根本にあって大事にされるべき基本的態度であることを，今一度，確認して，この章を閉じることにします。相手を人格として大切に扱うことは，スピリチュアルケアの初めであり終わり，アルファでありオメガなのです。

「愛」などと言葉にしてしまえば，いかにも陳腐な響きがあるかもしれませんが，やはり人間が人間である以上，どんなに時代が変わり場所が変わろうとも，最も大いなるもの，最も優れているものは，「愛」（より詳しく学びたい人のためのコーナー⑦☞60ページ）である，と言わざるをえません。この事実は，人間が人間であるかぎり，永遠に変わることがないのだろうと思います。

【文献】
1）アーサー・クラインマン／江口重幸，他（監訳）：病いの語り―慢性の病いをめぐる臨床人類学．p202，誠信書房，1996．
2）マルコ・イアコボーニ：ミラーニューロンの発見．p151，早川書房，2009．
3）V.E.フランクル／山田邦男，他（訳）：それでも人生にイエスと言う．pp77-79，春秋社，1993．
4）犬養道子：人間の大地．中央公論社，1983．

## より詳しく学びたい人のためのコーナー

① [☞16ページ] 宗教学者である安藤泰至氏の次の言葉は，このような文脈のなかでこそ，よく理解できる。「スピリチュアルケアとは本来，…同じ一人の人間としてその場にかかわり合うという姿勢から生じてくるものであるに違いない。それゆえスピリチュアルケアとは，…わたしたちがそのような姿勢で他者にかかわる時，その人へのあらゆるケアが『スピリチュアルケア』としての意味を帯びてくるのではないか，と筆者はとらえている」〔安藤泰至／東洋英和女学院大学死生学研究所（編）：『スピリチュアリティ』概念の再考．死生学年報．p18, 2008〕。

② [☞18ページ] チャプレンである清田直人氏は，次のように述べている。「援助者は，スピリチュアルペインを表出している患者に対して，患者に現状（患者自身）を受容させていこうとするのではなく，まず援助者自らがその患者を受容し，その姿に価値を見出していくことによって，結果的に患者自身が自己受容へ導かれていく可能性があることを信じ，最期まで落ち着いた態度で寄り添い続けていくことができる」（2012年日本臨床死生学会第18回大会における一般演題から）。清田氏のこの言葉にも示されているように，援助者自らがその患者の状態を受容できる価値観をもっていることは，きわめて重要である。スピリチュアルケアは，援助者，すなわちケア提供者自身の価値観が問われる場なのである。一方，ケア対象者にとっても，目の前にいるケア提供者がどのような存在であるのか，という両者の関係性はきわめて大事な要素である。ケア対象者において，ケア提供者の存在が真に自らの受容者として受け止められているということは，ケア提供者がケア対象者に対して何をしてくれるか，何を語るかということ以上に，重要なことなのである。もちろん，「何をし，何を語るか」と「どういう存在であるか」は別個のものではなく，「何をし，何を語るか」によっても，「どういう存在であるか」は，ケア対象者のなかに形づくられていく。両者は不可分のものである。

③ [☞20ページ] マザー・テレサが正しく指摘しているように，「大事なことは，何をするかではなく，その小さな一つの行為にどれだけの真心を込めたかです」。また，ホスピス運動の母であるシシリー・ソンダース（Cicely Saunders）も次のように述べている。「ケアをどのように提供するかによって，患者のなかにある最も奥まった部分に触れ，予想もできなかった患者の成長を導くことがある」。これらの言葉の内に込められている"hospitality"の根底には，ケア対象者の人格に対する敬意の念が存在している。

④ [☞20ページ] active listeningを心がけて耳を傾けていると，自然とライフレビュー（患者や家族の，これまでの人生の語り）になっていくことが多い。よく言われる「評価せずに聴く」という原則は重要であるが，適切な相づちを打ちながらじっと聴いていくなかで，場合によっては，たとえば，「いろいろあったんですね。でも，こうして振り返ってみると，決して悪いことばかりの人生ではなかったですね」とか「たくさんの苦労はあったけれども，すべてを乗り越えてこ

られたのですね。いい人生を送ってこられましたね」などという言葉を投げかけると，その言葉は，通常，否定されずにそのまま受け止めてもらえる。そして，人生を肯定的に総括するそのような言葉（人生にプラスの「構造」を提供する言葉）は，何がしかのプラスの影響をケア対象者に及ぼしていくことが多い。

⑤ [☞ 46 ページ] キリスト教神学者ラインホルド・ニーバー（Reinhold Niebuhr）の次の祈りの言葉は，いろんなところでよく引用されるので，多くの読者が，目にし，耳にしたことがあると思うが，これは，かなりの普遍性をもった叡智の言葉であると私は感じている。この文脈においても，この教えはぴたりと当てはまっているのではないだろうか。

　神よ 変えることのできるものについて，
　それを変えるだけの勇気をわれらに与えたまえ。
　変えることのできないものについては，
　それを受けいれるだけの冷静さを与えたまえ。
　そして，
　変えることのできるものと，変えることのできないものとを，
　識別する知恵を与えたまえ。
　O God, give us
　Serenity to accept what cannot be changed,
　Courage to change what should be changed,
　And wisdom to distinguish the one from the other.

⑥ [☞ 56 ページ] マズローによると，人間の欲求（needs）には，以下に挙げるような低次から高次のものまでの段階的な欲求（needs）があると考えることができる。すなわち，生理的欲求（Physiological needs），安全の欲求（Safety needs），所属と愛の欲求（Social needs / Love and belonging），承認の欲求（Esteem），自己実現の欲求（Self-actualization），自己超越の欲求（Self-transcendence），である。最後の自己超越の欲求 (Self-transcendence) は，マズローが晩年になって付け加えたものである。

⑦ [☞ 58 ページ] ただし，ここで言う「愛」とは，聖書で言うアガペー（αγάπη）の「愛」であって，感情的な好き嫌いのレベルのことではなく，ましてや自分の欲望や不足を満たすために相手を利用するエロスの愛とは異なる。この国にやって来た 400 年以上前の宣教師たちが，αγάπη を「愛」と訳することを嫌い，「ご大切」と訳し，その動詞形 αγαπάω を「大切にする」と訳したように，相手をかけがえのない一人の人格として大切にする，という意味である。聖書の有名な言葉「汝の敵を愛せよ」は，この意味で理解して初めて納得できるだろう。「あなたの敵を好きになれ」と言っているのではなく，「敵であっても大切に扱えよ」が，イエスが言わんとしたことであった。

# Q&A

**信念体系（物語，構造）とは何ですか？**

人は皆，何らかの「信念体系」をもって生きています。いや，私は何も信じてはいないし，そんな体系なんて立派なものはもち合わせていない，と言っても，だめです。改めて問われでもしなければ意識もしていないでしょうが，明日は来るものだと思っていたり，神様がいるかどうかなんてわからないと思っていたり，悪いことをした人はその報いを受けるべきだと思っていたり，赤信号では渡らないほうがいいと思っていたり，原発はいらないと思っていたり，人には優しくありたいと思っていたり，あんな人は職場からいなくなればいいのにと思っていたり，自分はそんなに悪い人間ではないと思っていたり，地球は太陽の周りを周っていると思っていたり，このまま平凡に生き平凡に死んでいくんだろうなと思っていたり，死んだ後のことはわからないよなと思っていたり etc……，まあ，いろいろな考えをもっているものです。それは，自分自身を含む「世界」についてその人が抱いている「物語」と言ってもいいでしょう。私たちは，何であれ，必ず何らかの「構造」としてとらえます。今，あなたの目の前にある本も一つの「構造」としてとらえられています。この文字も。もちろん，あなたの「信念体系」，「物語」も一つの「構造」です。絶えず変化し続けている「構造」です。

**自分がスピリチュアルケアをちゃんと提供できているのかどうか，自分自身ではよくわかりません。自分が基本的なスピリチュアルケアをちゃんと提供できているかどうかをチェックする方法はあるでしょうか？**

そうですね。私が，一番大事だと思うのは，その方に対する敬意の念，respect する気持ちをもてているか，ということです。その患者さんやご家族を respect する気持ちがあるならば，少なくとも大きくは外れていないだろうと，思いますね。あと，よいスピリチュアルケアが提供できていれば，医療者が燃え尽きるということは起こりにくいと思います。よいスピリチュアルケアが提供できているならば，それだけのよきものが医療者にも必ず返ってくるからです。スピリチュアルケアは双方向性なのです。私は今の自分の仕事に満足や喜びを見出せているか？ 自分が真のスピリチュアルケアを提供できているならば，自分自身に満足や喜びは必ずあるものです。

第1章　実践するスピリチュアルケア　医療者にできることは何か？

### コラム①「言葉について・信について」

　言葉の働きは重要です。
　言葉の働きについて考える材料として，私自身が，S病院で働いていた頃，2001年12月17日に，同病院のホスピス棟内に併設されているチャペルで行われている「朝の礼拝」において話した説教のメモを，ご紹介します。

『2種類のいのち』
聖書箇所：マタイ福音書4章4節　2001年12月17日

1) **人間の2面性**
　2種類のいのちがある。
　一つは，パンによって養われ，維持される，生物学的・肉体的ないのち。
　一つは，（神の）ことばによって養われ，維持される，霊的ないのち。
　人間は，肉体（物質）においては動物と同じ。
　しかし，同時に，人間は霊的な存在でもある。

2) **2面性に対応するそれぞれの糧がある**
　肉体のいのちが維持されるためには，"パン"すなわち食物が必要。
　炭水化物・脂肪・蛋白質・ビタミン・ミネラル・水分が，バランスよく必要。
　その不足・欠乏は，衰弱・病気・死を意味する。
　同様に，霊のいのちが活きるためには，ことば，それも神のことばが必要だ，と。

3) **ことばによって活きるいのちとは何であるか？**
　ことばは，物理的に言えば，空気の振動にすぎない。
　それが，鼓膜を響かせ，耳小骨によって増幅され，電気信号に変換されて脳内に伝達され，直接にある感情を引き起こしたり，ある「意味」をもったものとして理解されたりする。ことばは，物質的・物理的には，空気の振動や電気刺激にすぎない。
　しかし，現に私たちは，ことばによって，傷ついたり・励まされたり・悲しんだり・喜んだり・落ち込んだり・希望がわいたり・心が重くなったり軽くなったりする。
　ことばによって，生きもし，死にもする。人のことばですら，そうである。
　唯物主義の皮肉屋は言うかもしれない，ことばなど空気の振動にすぎない，と。
　しかし，現にことばによって人が生きもし，死にもしている現実がある。それは，取りも直さず，人間が物質以上の存在であること，霊的な存在であることを意味してはいないか？

4) **「健全な精神は健全な肉体に宿る」〜誤解された諺**
　現実には，健全な精神が不健全な肉体に宿ることもあり，不健全な精神が健全な肉体に宿ることもある。実際，この諺のもとになった言葉は，「心身ともに健康であることを祈る」だ。健康な精神は健康な肉体に宿る，すなわち，健康な精神は健康な肉体

にしか宿らない，などとは，決して言っていない。

病の床にあってなお，喜びに輝いているいのちもあり，完全な健康に恵まれながら生きる希望を失い，生きる屍となっている人もいる。

すなわち，二つのいのちは，もちろん無関係ではなく，関連しあっているが，別物。肉体のいのちは病み・疲れ・弱くあっても，そのなかに生きる霊のいのちは，輝きに満ち満ちているということは可能。そして，その内的ないのち，霊的いのちの糧が，神のことばである。

神のことばには力がある。神が「光あれ！」と言うと，光があった。そして，その光は決して闇に打ち負かされない。

5) まとめ

いのちに2種ある。「肉体のいのち」と「霊のいのち，内なるいのち」。

両者は，互いに影響を及ぼし合うにせよ，独立した別物。

肉体のいのちは，皆，やがては消滅する。すべての人は必ず死ぬ。100%確かな統計。

肉体的いのちは死によって滅ぶ。塵は塵にかえる。

しかし，霊のいのちは永遠。「外なる人は滅びても，内なる人は日々新である。」

そして，この霊のいのちが活き活きと輝いて生きるために必要なものは，神のことばである。

神のことばは，あなたに告げている。「私がともにいる！安心しなさい，大丈夫だ！」と。

この礼拝説教のメモをご覧になられての感想は，もちろん，キリスト教信仰の有無によっても違うでしょうし，人によってさまざまでしょう。論理的な飛躍が気になる方もいるかもしれません。

しかしながら，この説教を行った目的は，礼拝説教を聴いてくださる患者さんたちが励まされるように，生きる力や安心が得られるように，というただそのことなのです。論理的に完璧であれば，人は納得や安らぎを得られるか，というと，決してそんなことはありません。また，そもそも信仰の世界は，論理を超えた部分を本来的に含む，すなわち，論理を超えた飛躍の要素を本質的にその内に含むからこそ，「信」の領域なのです。論理だけですべてが解決できるのであれば，そんな簡単なことはありませんし，「信」の世界は不要です。しかし，論理だけでは，人の心は必ずしも動きません。論理は大事ですが，人の心の深い癒しは，論理的な納得によってもたらされるようなものではないのです。

第 2 章

# 個別性を理解するために
スピリチュアルケアはここから始まる

## 本章の ここがポイント！

★ スピリチュアルな問題を考える場合，それぞれの人間（患者）の「個別性」を大事にすることが，とても重要です。

★ 「個別性」を考える時に，現象・志向相関性・構造という言葉を通して理解すると，その本質をとらえることができます。人は必ず何らかの意味や価値の世界に生きていますが，その意味や価値がどのようにして形成されるのかを考える場合に，これらの言葉が役に立ちます。

★ ある物事の意味や価値といったものは，それぞれの人間（患者）にとって，全く異なり，それを踏まえてこそ，優れたケアが可能になります。

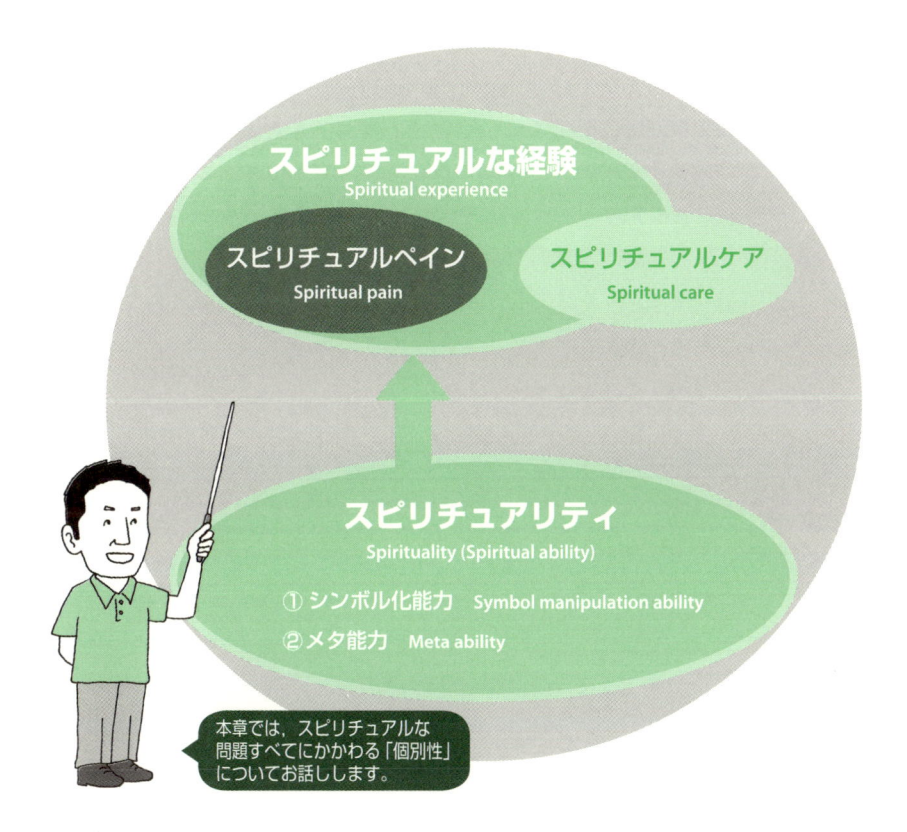

スピリチュアルな経験
Spiritual experience

スピリチュアルペイン
Spiritual pain

スピリチュアルケア
Spiritual care

スピリチュアリティ
Spirituality (Spiritual ability)
① シンボル化能力　Symbol manipulation ability
② メタ能力　Meta ability

本章では，スピリチュアルな問題すべてにかかわる「個別性」についてお話しします。

第2章　個別性を理解するために　スピリチュアルケアはここから始まる

## 「その人らしさを大切にする」とは？

　臨床の医療現場で耳にすることの多い，「その人らしさを大切にする」という表現について少し考えてみたいと思います。
　「その人らしさを大切にする」って何でしょうか？
　「その人らしさを大切にする医療が大切です」，と言われたら，なるほどそうだ，そのとおりだ，と，何となくわかったような気になったりしていますが，それって，具体的にはどういうことを言っているのでしょうか？
　具体的な例を出して考えてみましょう。
　以前，札幌の癌治療病院から私が働く緩和ケア病棟に転院して来られた，地元洞爺出身の患者は，図1のような洞爺の景色に接するや，それまでとは打って変わってものすごく元気になりました。その変わりようは，あたかも死んでいた人が生き返ったほどのものでしたので，家族も付き添いの看護師も，心底，驚いてしまいました。
　この同じ洞爺湖の景色を見ても，その反応は人さまざまでしょう。とてつもないほどの感動を覚える人がいるかと思えば，全く何の関心も抱かない人もいたりして，人によって思うこと感じることは，実にさまざまであるに違いありません。同じモノを見ても，見る人によって，見たモノの意味や価値は，時には全く異なっています。同じコトを体験しても，体験する人によって体験したコトの意味や価値は異なっています。至って，当たり前の話です。

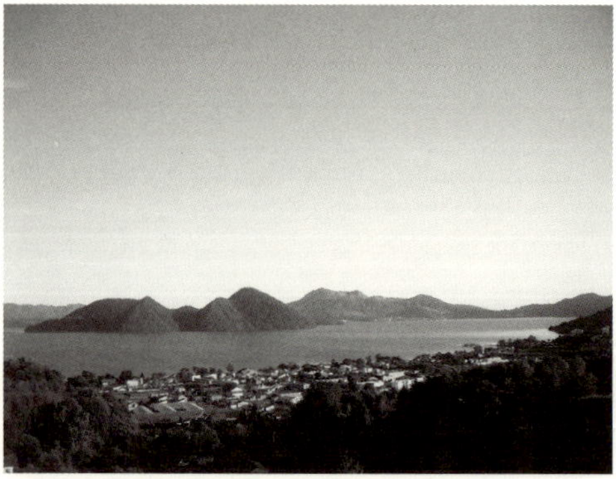

図1　病棟から撮影した洞爺湖

この「その人らしさを大切にする」ということは，今述べたような，「人によってモノやコトの意味や価値が異なる」，ということとおおいに関係があります。端的に言うと，「その人らしさを大切にする」とは，「その人に見えている見え方，その人が感じている感じ方を大事にする」ということであり，その人の見え方や感じ方を規定している「その人の歩んできた歴史や生活を尊重する」ということなのです。ここは，大事なところなので，じっくり考えて理解していただきたいと思います。それは，世界に一つだけの固有の人生を歩んできたその人そのものを尊重することに他ならないのですが，ここで注目しなければならないのは，次の点です。すなわち，その人の**生きてきた人生の歴史によってモノやコトの意味や価値は異なる**，ということ。それぞれの個性や歩んできた人生の道のりによってモノの見方・感じ方が異なるのは当然です。このことを，構造構成理論の言葉で表現するならば，**モノやコトの意味や価値は志向相関的に構造化される**，となります。

　人生の残り時間がわずかとなったこの患者にとって，生まれ育った洞爺湖の景色は，ただ単に「きれい」というだけではなく，どんな最新の治療技術や優れた薬剤にも勝って，自分自身を癒し，慰め，力づけてくれるものであったのでしょう。どんな薬剤にもなかったであろう，この患者の顔を輝かせる力を，故郷の景色，故郷の空気，故郷の陽光(ひかり)はもっていた，ということです。このような出来事が生じたのはなぜか？と考えてみますと，それは，洞爺湖の景色（＝現象）が，この方のそれまでの人生のあり方・歩み方によって（＝志向相関的に）意味づけられたもの（＝構成された構造）に，それだけのポジティブな意味や価値があったからです。意味や価値の領域に属するものは，プラスに作用すれば，人を癒し，慰め，人にいのちを与えることができます。本書において後に詳しく論じることになりますが，医療者が「意味や価値の領域」の重要性に気づくこと，そして，意識的に「意味や価値の領域」に働きかけることは，臨床現場において，とても大切な態度なのです。

　さて，ここまでの記述のなかにも**現象**，**構造**，**志向相関的**などという言葉が出てきました。このような，本書で時々登場するややなじみがないかもしれない概念について，少しだけ説明しておきたいと思います。人によっては，普段とは少し違うものの見方や頭の使い方をしていただくことになるかもしれませんが，頭の体操のようなつもりで，気楽に読み進めていただけたらと思います。

要するに，本章は，「考えるための道具」について考えてみましょう，ということです。優れた「思考の道具」を手に入れることは，きわめて有益です。人生を変えるくらいの（もちろん，いい方向に）パワーをもっています。よい道具をそろえることができれば，それだけよい作品をつくれる可能性が高まります。よい「思考の道具」をそろえることができれば，よりよく考えることができますし，ひいては，よりよい人生が送れる可能性すらも高まるかもしれません。

　ここでは，本書を十分に理解していただくための助けとなるよう，必要最小限の概念に絞って，それらについての簡単な説明をしておきたいと思います。なるべく具体的な例を挙げながら，わかりやすい説明を心がけていくつもりです〔本書を理解するためには構造構成理論のすべてを知る必要はありません。構造構成理論そのものに興味があり，そこで提示されているすべての概念について詳細に知りたいとお考えの向きは，拙著『わかりやすい構造構成理論』（青海社）を，お読みください〕。

## 現象・志向相関性・構造

　最初に一言申し上げておきますが，これから説明する**現象**，**志向相関性**，**構造**などの言葉は，漢字だけで表記されているゴツゴツした見慣れない言葉であるため，少々とっつきにくい感じがするのは否定しようのない事実です。字面を見るだけで，何だか難しそうな気がしてきます。しかしながら，いったん理解してしまえば，実は，むしろ「当たり前のことを言っているだけだよね」と感じるような，至って簡単な内容でもあります。それらの概念自体を理解することは，決して難しいことではありません。ただし，改めて指摘されないと，なかなか自分では気づきにくいことではあります。十分に理解し，腑に落ちるには少し時間がかかるのも事実です（だからこそ，これらのことに気づくためには，天才を要したのでしょう）。当たり前のことというのは，当たり前すぎて気づきにくい，そういうものなのです。

　もちろん，それぞれ，いろんな場面でおおいに役に立つ重要な概念です。いかめしい言葉のツラガマエに臆することなく，見かけ倒しの「張子の虎」みたいなものだと思って，あまり身構えることなく気軽な気持ちで読み始めていただきたいと思います。では，始めましょう。

もう一つの例を挙げて，**意味や価値は志向相関的に構造構成される**という原理を表す**志向相関性**という概念について，説明を加えてみます。

まずは，一つの歌を紹介します[1]。

手をうてば　鯉(こい)は餌(え)と聞き　鳥は逃げ　女中は茶と聞く　猿沢池(さるさわのいけ)

この歌においてよく表現されているように，ポンポンと手を打つという単純な動作一つとっても，それを受け取る側（ここでは，鯉，鳥，女中の三者）の条件（志向性）の違いで，その「手を打つ」という行為，あるいは，それによって発せられた音（現象）の意味は，受け手によって全く異なったものとして理解されることがわかります。

現象の受け手のそれまでの経験や心のありようが，ものごとの認識や意味（構造）をつくり上げ（構成し），その意味内容に応じた行動がそれぞれに選択されていることがよくわかります。一般に客観的であると思われていることの多い知覚や認識が，実はいかに主観的なものであるかが見事に表現されている道歌であると思います。

概念がよく理解できるように，もう一度この歌について説明し直しておきます。誰かが手をたたいた時に発せられた空気の振動は，何らかの「音」という範疇で呼ばれる「現象」として（より詳しく学びたい人のためのコーナー①☞77ページ），鯉や鳥や女中によって感受されます。そして，その「音」は，それぞれの主体において，これまでの経験などから，それぞれの意味に解釈（構造化）されるのです。このそれぞれにおいて解釈された意味は，それぞれの主体において構成された「構造」です。このように物事の意味は，それぞれの主体の「志向性」（身体性や経験，関心の違い）によって構成される「構造」なのであり，この当たり前の理屈が「志向相関性」と呼ばれる原理なのです。

さらに理解の徹底を期するために，もう一つだけ具体例を挙げておきましょう。

2012年の「死の臨床研究会年次大会」が京都で開かれた時に，歌人の永田和宏氏の特別講演がありました。その講演のなかで，永田氏が紹介された歌の一つが次です。

逝きし夫のバッグの中に残りいし　二つ穴あくテレフォンカード　（玉利順子）

　永田氏がおっしゃるには，夫の死後に一枚の「二つ穴あくテレフォンカード」が残されたと，この歌はそれだけしか言ってはいません。「二つ穴あくテレフォンカード」は，それ自体何の変哲もないものです。しかしながら，夫に先立たれたこの妻にとっては，深い意味がある品です。妻のさまざまな思いを，この歌から感じ取ることができます。夕方になると病院の待合室から電話をかけてきた夫と話したことを思い出させる二つの穴。それは，入院中の夫と電話で話した証しであり，その時の会話を思い出す縁であり，言いたかったのに言い出せなかった言葉（「ありがとう」「あの時はごめんなさいね」などの言葉）を辛い気持ちで思い出させるものであり，あるいは，あいていないまだ使えた部分の時間に対するいささか恨めしい思いや切ない気持ちを表しているものであるかもしれません，と。

　これは，モノとしての「二つ穴あくテレフォンカード」という「現象」（より詳しく学びたい人のためのコーナー②☞77ページ）は，それ以上でもそれ以下でもない「二つ穴あくテレフォンカード」なのであるが，そのモノと主体との関係いかんによっては，すなわち「志向相関的」には，多くの異なる意味や価値をもちうる（多くの異なる「構造」を構成しうる）ものであることを，よく表していると思います。

　私たち医療者は，患者や家族が現に経験している「世界」を理解しようとすることが大事です。医療者である以上，医学・医療の言葉に翻訳する営みは常に行わざるをえませんが，同時に，医学・医療の言葉に翻訳される以前の，患者・家族における「生の経験」をそのまま理解しようとする姿勢をもつことが大事です。そして，そのためには，この「現象」「志向相関性」「構造」について理解しておくことが，大変有用なのです。「この患者においては，自らが置かれているさまざまな状況はどのような現象として立ち現れているのだろうか？　この患者は，どういう志向性をもっていて，どのような構造で自らが置かれている状況や治療の意味をとらえているのだろうか？」，このようなことを，常に考える姿勢が大切なのです。

　さて，ここまでの説明で，何となく，「現象」「志向相関性」「構造」という概念についての理解が得られたでしょうか？　とりあえず，何となく理解していただけたら十分です。

## ソシュール言語論における分節恣意性

　スピリチュアルペインというものが客観的に存在していると思っているならば，それは明らかに間違いです。……そんなことを言うと，逆に，ここまで本書をしっかりと読んでこられた方は，もしかしたら，「おやっ？」と思われるかもしれません。私は，序章の冒頭で，「スピリチュアルペインは，目に見えるものではないけれども，臨床家にとっては**現に存在しているもの**です」と書いたからです。

　しかし，両者の記述は，決して矛盾しません。スピリチュアルペインは，客観的には存在していなくとも，（少なくとも，そういったことに関心のある）臨床家にとっては，対応を要するものとして，現に目の前に存在しているものなのです。あるいは，こういうふうにも言えるでしょう。スピリチュアルペインという概念を用いることによって，医療者同士の間で，人間におけるある状態を共通の言葉でとらえることができ，それについて互いに論じ合ったり，対応を探求し合ったりすることが可能になります。つまり，おそらくは有用性と必要性の観点から，人間のある状態について，スピリチュアルペインをもっている状態として概念化することが，ある時から行われるようになった，というわけです。しかしながら，それは，スピリチュアルペインが客観的に存在していることなどは意味しませんし，また「世界」から「スピリチュアルペイン」という概念を分節することには，何ら必然性はありません。

　以上の記述は，人によっては少し難しく感じるかもしれませんが，このような考え方の背景には，多くの分野に多大なる影響を与えたソシュール（Ferdinand de Saussure）の革命的な言語論が存在しています。いろんなことを考える際に非常に役立つ，ソシュールの言語論について，少し学んでみましょう。

　最近読んだ本にガイ・ドイッチャーの『言語が違えば，世界も違って見えるわけ』[2]というなかなかおもしろい本があります。

　自分にとって当たり前のことが，実は当たり前ではないということに気づかせてくれる，いわば目からウロコが落ちる良書です。この本のなかにはソシュールの「ソ」の字も出てはきませんが，ソシュール言語論の大事な概念である**分節恣意性**について説明するのにちょうどいい話がてんこ盛りなの

で，この本に書かれている例を使って説明します。

　私たちのほとんどは，右・左・前・後という概念は，あって当たり前のものと思っているに違いありません。しかし，これらの概念をもたない民族もいるというから驚きです（正確には，「いた」と言うべきかもしれません）。オーストラリアのグーグ・イミディル語の話し手たち（より詳しく学びたい人のためのコーナー③☞77ページ）です。

　前後左右の概念を用いないグーグ・イミディル語で，「君の足の前にいる犬」と言いたい時にはどう言えばいいでしょうか？　あなたなら，「前」という概念を使わないで，その状態をどのように表現するでしょうか？

　彼らは，前後左右の概念を用いない（前後左右の概念自体が存在しないため用いようがありません）代わりに，何と，すべてを東西南北の方位で表現する（ここも正確には，「していた」と言うべきかもしれません）とのことです。

　彼らの言語においては，たとえば「君の足の前にいる犬」と言う代わりに，「君の足の北側にいる犬」と言ったりするのです。もちろん，「君の足」の前側が南方向ならば「君の足の南側にいる犬」となります。同様に，「右手を挙げて」とは言えませんので，「東側の手を挙げて」とかになります。言うまでもありませんが，手を挙げている人の向いている方向が変われば，「北側の手を挙げて」とか「西側の手を挙げて」に変わります。

　すると，もうおわかりのように，こういう言語の世界で生きている人たちは，常に方位を把握している必要があります（でないと簡単な会話にも非常な困難が伴うことは容易に予想できるでしょう）。ある程度の年齢になれば，絶対音感ならぬ「絶対方位感覚」とでも言うべきものが備わっているそうです。そういう言語のもとに生まれ落ちたがために必然的になされてきた幼少期からの訓練のたまものなのでしょう。いずれにしてもすごい能力だ，と私たちには感じられます。しかしながら，本当のことを言えば，それは，彼らが超人的なすごい能力をもっていると言うよりは，彼らと私たちの「当たり前」が異なるだけの話だ，と言ったほうがより正しい見方なのでしょう。

　また，もう一つ別の例を挙げれば，ヌートカ語では「落ちる」という動詞（概念）がなく，「石が落ちる」を表現したい場合，いわば「石る」という，日本語や英語にはない動詞（概念）に「下へ」という要素を結合して表現するそうです。「石」と「落ちる」という二つの概念に分けるのではなく，「石が移動する」ことを表す「石る」が一つの概念として存在し，「下へ動く」ことを

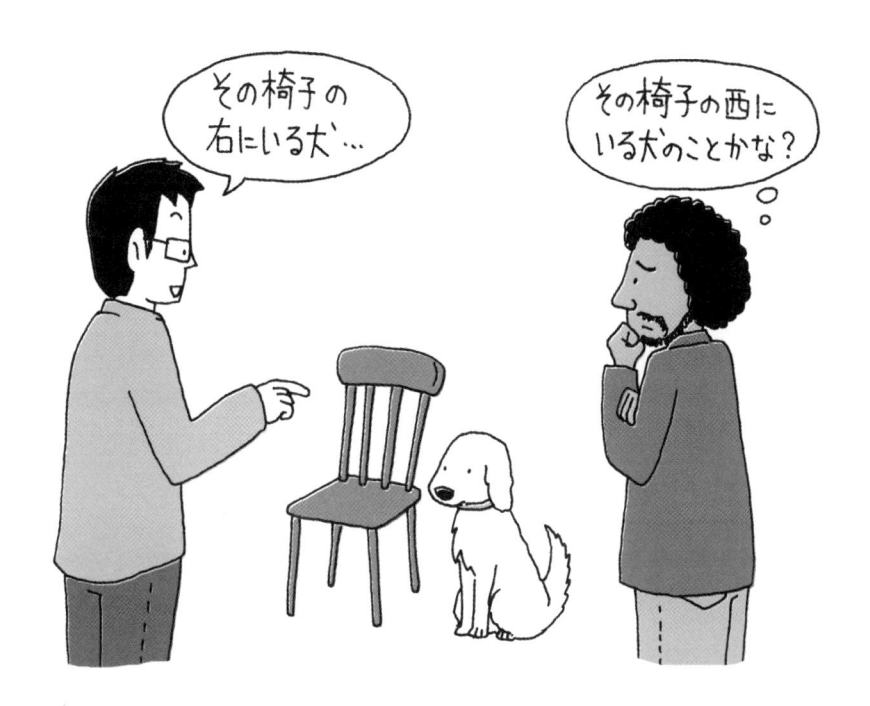

特に強調する場合には，「石る」に「下へ」という概念を付け加えたりして表現するのです。しかし，よく考えてみれば，これは私たちにとってもそんなに不思議なことではないかもしれません。著者も指摘しているように，英語の動詞「rain」は，この「石る」に近い概念の使い方ですから。

　この他にも，「色彩」や「ジェンダー」について，私たち（の大多数）が抱いている「当たり前」を根底から覆すような例が詳しく説明されています。多くの研究成果を引用しながら，文化が変われば異なる概念を用いることがあり，概念が変われば「世界」は少々違って見えるということが，具体的な例を通して説得的に語られています。言語や文化，人間に興味がある向きは，ぜひご一読をお勧めしたい内容です。

　さて，これらの例を通して改めて気づかされることは，この「世界」をどのように分節するかは，必然的に決まっているようなものではないという当たり前の事実です。前・後・左・右の概念や赤・青・黄色の概念は，通常，あって当たり前と思われていますが，決して当たり前ではないのです。

　概念（言葉）とは，要するに，「水」や「赤色」のように触れたり見たりできるものであれ，「愛」や「真理」のように触れたり見たりできないものであ

れ，「世界」をどのように分節するかということにかかわるものです。すると，「世界」をどのように分節するかは恣意的だということは，取りも直さず，概念（言葉）とは恣意的なものだ，というのと同じです。

　いずれにしても，要するに，ここではソシュールが指摘したように，言葉（概念）は「世界」を恣意的に分節するのだということをご理解いただきたいと思います。もちろん，ここで恣意的というのは，デタラメ，という意味ではなく，主に文化・社会・歴史的というような意味合いですが，このような言葉の恣意性を喝破したことこそ，ソシュールの偉大な業績の一つなのです。そして，この言葉による「世界」の分節の仕方の恣意性のことを「分節恣意性」と言います。

　この「分節恣意性」を言い直すならば，こうなります。

私たちは，あらかじめ区分されてある何かに言葉を付けているのではなく，言葉によって「世界」を分節しているのだ。

　言葉がなければ「世界」は混沌としています。私たちは，「世界」を分節化してつかまえることによって，「世界」を混沌ではなく秩序あるものとしてとらえることができるのです。言葉とは，「世界」を分節化することによって，新たに意味や秩序をつくりだしていくものなのです。

　このことは，スピリチュアルの領域における各概念についても，もちろん当てはまります。概念をどのように切り取るかは，本来，恣意的です。臨床的有用性という観点から，各概念を「世界」から分節すればいいのです。

【文献】
1）多川 俊映：唯識十章．春秋社，1989．
2）ガイ・ドイッチャー／椋田直子（訳）：言語が違えば，世界も違って見えるわけ．p239，インターシフト，2012．

## より詳しく学びたい人のためのコーナー

① [☞71 ページ] ややこしい議論がお好きでない方は，この注は読み飛ばしていただきたいと思うが，いったん受け取った「音」の意味を解釈する以前の問題として，そこで発せられた空気の振動は，それぞれの個体において，それぞれ違ったふうに感受されたはずである。鯉と鳥と人間とでは聴力器官や脳のあり方が違っているし（厳密に言えば，同じ種同士であっても個体によって異なっている），またその空気の振動を受け取った場所も同じではない（たとえば，水中にいる鯉は，直接的には「水の振動」として受け取ったはずである）以上，それは当然のことである。

さらに，細かいことを言うと，何らかの「音」として受け取られた時点で，厳密にはそれは「現象」ではなく「構造」と言うべきものであろう。純粋な「現象」を言葉で表現することは不可能なのではないかと思う。コトバで表現してしまえば，あるいはコトバで表現される元となる概念として頭のなかで想起した段階で，それはすでに「構造」に変化してしまっているのだから。したがって，厳密に考えると，「現象」と「構造」の境目はなかなか判別しがたいものがある。

ただ，純粋な概念としては，もちろん「現象」と「構造」を区別することは可能である。「現象」とは，要するに，「私において立ち現れているすべてのもの（私の体験）」のことである。現実体験も，仮想体験も，夢も，幻覚もすべて「現象」である。個々の体験内容そのものは夢や幻や勘違いかもしれないが，今，何かが何らかの形で私において体験されていること自体は疑いようがない場合における体験のすべてを「現象」と呼ぶ。これに対して，「構造」とは，「志向相関的に，受け取られる（構成される）存在・意味・価値のすべて」である。

② [☞72 ページ] この注も，ややこしい議論が好きでない方は，読み飛ばしていただきたいが，この表現は，本ページ①の第2パラグラフ（「さらに，細かいことを言うと……」）でも述べたように，厳密にはやや問題がある。すなわち，「二つ穴あくテレフォンカード」と言うからには，厳密には「構造」と言うべきであろう。しかし，賢明なる読者は，私が言わんとする趣旨はわかっていただけるであろうと信ずる。二つの穴が開いたそのテレフォンカードというモノ自体が，主体において立ち現れてきた「立ち現れそのもの」を指して，ここでは「現象」と言っているのである。

③ [☞74 ページ]「グーグ・イミディル語はこれだけのことをやり終えて，消えようとしている。1970 年代にジョン・ハヴェイランドが最長老たちから記録し始めた『まじり気のない』言語は，この世代最後の人々とともに，すべての言語がたどる道をたどってきた。ホープヴェイルではいまもグーグ・イミディル語の音声が聞かれるが，言語自体は英語の影響下で徹底的に単純化された。現在，老人たちは比較的頻繁に基本方位を用いる。少なくとも英語ではなくグーグ・イミディル語を話す時はそうだが，50 歳以下の若い層は地理座標系を本当に理解しているとは言えない」〔ガイ・ドイッチャー／椋田直子（訳）：言語が違えば，世

界も違って見えるわけ．p239，インターシフト，2012〕

　今日，多くの貴重な言語が急速に失われていっているらしい。手つかずの自然が失われることは，そこに住む多様な生物の貴重な遺伝子の宝庫を失うことであるように，未だ広く知られていない固有の言語が失われることは，貴重な概念（ものの見方，考え方）の宝庫を失うことでもある。その意味で，まさに丸山圭三郎が言うように，「言語はまさに，それが話されている社会にのみ共通な，経験の固有な概念化・構造化であって，各言語は一つの世界像であり，それを通して連続の現実を非連続化するプリズムであり，独自のゲシュタルトなのである」（丸山圭三郎：ソシュールの思想．p119，岩波書店，1981）

# Q&A

**志向相関性とか分節恣意性とかを理解することは，スピリチュアルケアを理解したり実践したりするのに必要なものなのですか？**

どうしても必要なものかと問われたら，必要ないと答えます。水泳の理論書を完璧に理解し，すべて記憶しても，上手に泳ぐことはできません。本なんか1冊も読まないで実際に泳いでみた人のほうが，うまくできるに違いありません。ただ，実践していくなかで壁にぶつかった時やスランプに陥った時などに，理論書は参考になるかもしれません。取り返しのつかない失敗をすることや間違った方向にどんどん進んでしまうことを防止する力にもなるでしょう。自分がこれまで理屈がわからずにやってきたことの意味がわかるということもあります。パソコンが機能する詳しい理屈はわからなくてもパソコンを使いこなしている私たちですが，やはり誰もが理屈を知らなければ困ったことになるのも事実です。理屈がわかっていることも大事なことではあります。本書で扱ったテーマを十分に理解するためには，この章で取り上げたような概念ツールが必要だということです。

**当たり前のことをわざと難しい言葉で表現しているだけのようにも思いますが，どうなんでしょう？**

お気持ちはわかりますが，決してわざと難しく言ってるわけじゃないんですよね（笑）。日常生活を生きるぶんにはそんなことは考える必要もないようなことは，それを表す言葉もないわけです。当たり前というか根本的すぎて，言葉でわざわざ表現したりする必要のなかったコトを表す言葉（概念）は，そもそもなかったりするわけです。たとえば，「存在」とか，「認識」とか，そんなこと深く考えなくても，人間は生物としては生きていけるわけで，そういった問題を問い詰めていく時に出てくるいろいろな概念を表す言葉は，日常語にはなかったりするのです。そうすると，それを表す言葉をつくる必要が出てきます。まあ，そんなわけで，どうしても難しい言葉のようになってしまうわけです。でも，大事なことはその概念で言わんとしていることです。ですから，あなたが，何だ，当たり前のことを言ってるだけじゃん，と感じるならば，それはあなたがその概念をちゃんとつかんだということでしょうから，「OK！」ということです。

第 3 章

スピリチュアルな
経験とは何か

## 本章の ここがポイント！

★「スピリチュアルな経験」で大事なのは，他に置き換え不能な存在である個人にとっての意味や価値です。
★ そこには，もちろん宗教的なものや霊的なものも含まれますが，決してそれだけではありません。その個人にとって深い意味や価値を有する経験は，「スピリチュアルな経験」として，医療者はこれに関心を向け，尊重し，ケアに役立てる必要があります。
★「スピリチュアルな経験」に着目することは，臨床的に必要なことなのです。

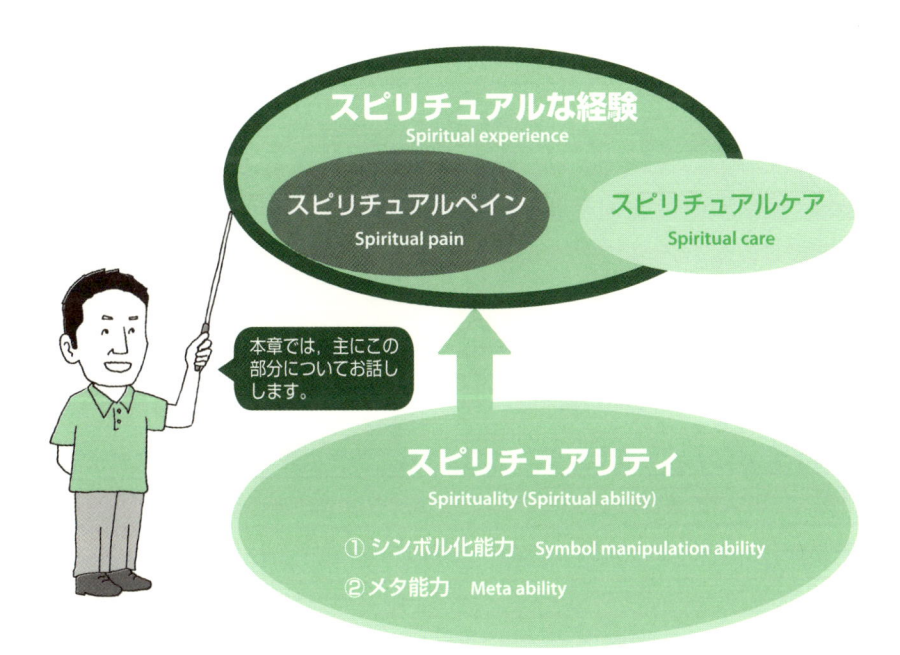

**スピリチュアルな経験**
Spiritual experience

**スピリチュアルペイン**
Spiritual pain

**スピリチュアルケア**
Spiritual care

本章では，主にこの部分についてお話しします。

**スピリチュアリティ**
Spirituality (Spiritual ability)
① シンボル化能力　Symbol manipulation ability
② メタ能力　Meta ability

第3章　スピリチュアルな経験とは何か

## あるのは「スピリチュアルな経験」

　それ自体で「スピリチュアルなモノやコト」があるのではありません。あるのは，誰かの「スピリチュアルな経験」です。
　すなわち，対象そのものが「スピリチュアルなモノやコト」として存在しているわけではありません。経験する者との関係において，「スピリチュアルなモノやコト」になるかどうかが決まるのです。経験する者を抜きにして，あるモノやコトそれ自体が，「スピリチュアルなモノやコト」として存在するのではありません。経験する者によって「スピリチュアルなモノやコト」として経験されて初めて，それは「スピリチュアルなモノやコト」となります。
　たとえそれが，三種の神器であろうと，仏舎利であろうと，聖骸布であろうと，ご神体であろうと，それ自体が「スピリチュアルなモノ」であるわけではありません。一方で，一枚の写真や，一匹のメザシや，一枚のハンカチや，古ぼけた時計が，「スピリチュアルなモノ」として経験されることもあります。
　たとえそれが，参拝であろうと，勤行であろうと，秘跡であろうと，臨死体験であろうと，それ自体が「スピリチュアルなコト」であるわけではありません。一方で，一緒に歌を歌うことや，一個のおにぎりを食べることや，対話をすることや，ただ見つめ合うことが，「スピリチュアルなコト」として経験されることもあります。
　誰かによって，それらが「スピリチュアルなモノやコト」として経験されることによって初めて，それらは「スピリチュアルなモノやコト」となります。あるのは「スピリチュアルな経験」だというのは，そういう意味です。そして，ここで決定的に重要なのは，「スピリチュアルな経験」として経験されるモノやコトについての「意味や価値」なのです。

## 「スピリチュアルな経験」における「意味や価値」とは

　具体的な例を挙げて，考えてみます。
　たとえば，金（gold）について考えてみましょう。
　金についての物理・化学的な記述を行うことは，もちろん可能です。その場合，（細かい内容はどうでもいいのであまり気にせず読み飛ばしていただい

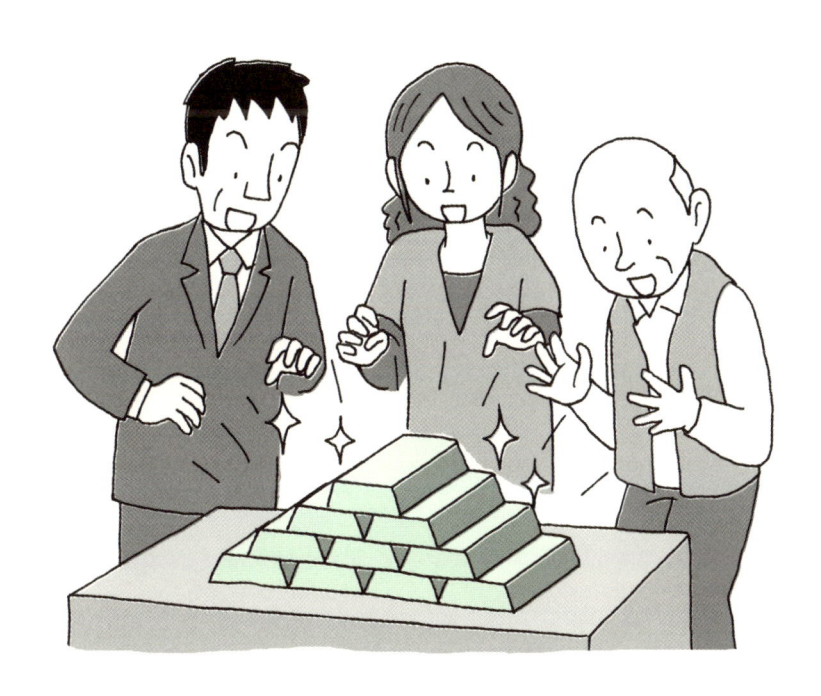

て結構ですが，例としていくつか挙げると）金の原子量・密度・融点・沸点・酸化数・電気陰性度・イオン化エネルギー・原子半径・結晶構造・熱伝導率・電気抵抗率などについて，いくらでも詳しい記述を行うことは可能です。

　物理・化学的な記述以外にも，たとえば，貴金属として，装飾品として，貨幣として，工業用品として，医療用品として，メダルとして，美術工芸品として，宗教用具として，イメージ（象徴）としてなど，さまざまな側面からの記述が可能でしょう。

　さて，金についての以上のような記述に共通するものは何でしょうか？

　思うに，これらはいずれも金についての「一般的な記述」である，と指摘することができるでしょう。すなわち，これらの記述は，ある特定の個人において，この目の前にある特定の金が，どういう「意味や価値」をもっているのか，という記述ではないのです。

　この点について，もう少し敷衍して説明を加えてみます。上記のような金についての一般的な記述に関して言えることは何でしょうか。

　第一に，ある特定の個人（の物語）とは関係のない，金や金製品について

第3章　スピリチュアルな経験とは何か

の一般的な記述であるということが挙げられます。

　すなわち，金の物理・化学的な記述は，基本的には「誰にとっても同じ」（少なくともそれを目指す）ものであり，AさんとBさんとでは内容が異なる，というようなものではありません。Aさんにとっては「原子番号79の第11族元素に属する金属元素」だが，Bさんにとっては「原子番号78の第12族元素に属する金属元素」である，というようなことはありません。AさんにとってもBさんにとっても誰にとっても，金は「原子番号79の第11族元素に属する金属元素」であるし，そうでないと困ります。

　もちろん，物理・化学的記述以外のテーマについても同じです。いずれも，基本は，万人に共通する普遍的な「意味や価値」の記述を目指すものです。つまり，特定の個人における個別的な「意味や価値」を志向するものではありません。

　これに対して，「スピリチュアルな経験」を考える場合は，特定の個人にとっての個別的な「意味や価値」が問題となるのです。金についての物理・化学的な記述も，貨幣としての側面についての記述も，宝飾品としての記述も，それらはすべて確かに金の「意味や価値」についての記述ではあります。しかし，特定の個人と関係のない「意味や価値」の記述は，基本的に「スピリチュアルな経験」とは何の関係もないものです。「スピリチュアルな経験」であるためには，個人にとっての「意味や価値」に関心が向けられている必要があるのです。

　第二に，目の前にある個物としての金そのものについての記述ではなく，金一般についての記述であるということが挙げられます。

　すなわち，特定の個物としての具体的な金ではなく，一般名詞としての金や金製品についての記述であるということ。たとえば，「私の母親の形見である金の指輪」「私の父親の形見である金時計」「昨日，箱根山中に発見されたいわくつきの金塊」などには，それぞれ固有の物語があるはずです。個物としての特定の金を問題にするならば，そこには個物としての物語があるに違いありません。

　しかし，貴金属としてであれ，貨幣としてであれ，何であれ，金や金製品や金貨一般（実際にはどこにも存在しない）という金についての記述には，個別的な「意味や価値」の物語は存在しない，と一応は言えます。

　ここで，「一応は言えます」と，ややあいまいな言い方をしましたが，そ

れには理由があります。それは，この個物としてのモノと一般名詞としてのモノは，いくらかのつながりをもっており，両者の境界は容易に乗り越え可能だからです。一般名詞としての（実際には世界のどこにも存在しない）金時計は，世界に一つしかない個物としての父親の形見の金時計と，個人の内面において容易に連結可能であり，その連結あるいは連想がなされるならば，その瞬間に，一般名詞としての金時計は個物としての金時計が有する豊饒な物語を瞬時にして獲得しうるのです。

　少しわかりにくいように感じる人もいらっしゃるかもしれませんが，さほど難解なことを言っているわけではありません。よく考えてみてください。たとえば，一般名詞として話されている「犬」の話題を聞いている最中に，かつて我が子のようにかわいがっていた個物（特定の個体）としての犬である今は亡きポチを思い出し，懐かしく心温まるポチとの数々の思い出が走馬灯のように思い出されて，思わず知らず涙が込み上げてくる，というようなことです。一般名詞としての「犬」は，世界に一匹しかいない個物の犬であるポチと，個人の内面において連結し，両者は容易にすり変わりうるのです。

　以上，指摘した2点のうち，「スピリチュアルな経験」とは何であるかを考えるに当たって決定的に重要であるのは，第一の点です。すなわち，特定の誰かにとっての個別的な「意味や価値」が問題とされていることが，「スピリチュアルな経験」であるためには不可欠の要件なのです。

　すなわち，スピリチュアルペイン／ケアに関心が置かれている場において「スピリチュアルな問題」が取り上げられる時，それは常に特定の誰かの「スピリチュアルな問題」が関心の対象にされているわけであり，特定の誰かとは関係のないモノやコト自体の一般的な「意味や価値」（たとえば，先に述べたように，金は「原子番号79の第11族元素に属する金属元素」である，というような）は，全く問題にはならないのです（より詳しく学びたい人のためのコーナー①☞101ページ）。

　さらに考えを進めていきましょう。

　「スピリチュアルな経験」とは，何であるのでしょうか？　どういう条件がそろえば，それは「スピリチュアルな経験」となり，誰かにとっての「スピリチュアルな問題」になるのでしょうか？

　もう少し詳しく考えてみることにします。

　あるモノやコトが誰かにとっての「スピリチュアルな問題」であるために

は，それが，その誰かにとっての個別的な「意味や価値」に関するものであること，という要件が必要であることについては，すでに述べました。しかしながら，特定の誰かにとっての個別的な「意味や価値」に関するものであるというそのことは，必要条件ではありますが十分条件ではありません。

特定の誰かにとっての個別的な「意味や価値」に関するものでありさえすれば，それはすべて「スピリチュアルな経験」「スピリチュアルな問題」と言ってよいのか，と問うならば，決してそうではない，と答える他ないでしょう。特定の誰かにとっての個別的な「意味や価値」に関するものにも，当然，いろいろなレベルがあるからです。この点については，この後すぐ，具体的な例を用いて，詳しく述べたいと思います。

以前，緩和ケア関係の研究会か学会かで，「すしを食べたい」という患者にすしを食べさせるのも立派なスピリチュアルケアだ，ということを誰かが発言したことがあったと聞きます。一方で「そのとおりだ」という意見があり，他方で「そんなものはスピリチュアルケアではない」という意見もあったようです。要するに賛否両論があったようです。

ここで考えてみたいのは，このような発言については，どう考えたらよいのだろうか？ということです。「すしが食べたい」と言う終末期患者にすしを食べてもらうことは，この患者にとって「スピリチュアルな経験」に当たる行為でしょうか？　言い方を変えれば，このような患者にすしを提供するという行為は，スピリチュアルケアに該当する行為でしょうか？（より詳しく学びたい人のためのコーナー②☞101ページ）

私が考える結論を先に言わせていただくならば，ある人に対してすしを提供する行為が，その人に対するスピリチュアルケアに該当するかどうか，すなわち，すしを提供されるということがその人にとって「スピリチュアルな経験」となるかどうかは，その人において，そのすしというナニモノカがどのような「意味や価値」をもっているか，あるいはどのような「意味や価値」をもって立ち現れてくるか，によって違ってくる，という他ありません。つまり，角度を変えて言えば，「すしが食べたいと希望する終末期患者にすしを食べさせる行為一般」について考えてみても，決して答えは出てこない，ということです。

すしそのものの最も基本的な意味は，単に，「炊き上げた白米を一口サイズの大きさに固めたものの上に，多くの場合，少量のわさびを間にはさみ込

んで，主に海鮮関係のネタを載せた生鮮食品」であって，それ以上でもそれ以下でもありません。それが，モノあるいは食品としての最も単純なすしの「意味」です。それも「意味」であることには違いありません。ひと口に「意味」と言っても，いろんなレベルの「意味」が存在します。「価値」についても同様に考えることができます。たとえば，そのすしが，コンビニエンスストアに並んでいるすしなのか，銀座の超高級すし店のすしなのか，あるいは，そもそもすしが好きとか嫌いとか，等々。

　ここでは，とにかく具体的に考えてみる必要があります。個別性のある物語であることや，その物語に含まれている情報量（情報量は，物語の「深さ」，と言ってもよいかもしれません）が重要な意味をもつからです。

　そこで，たとえば，次のような物語がある場合を考えてみます。このようなケースにおいては，提供されたすしそのものは同じであったとしても，そのすしの「意味や価値」は非常に違ったもの，いわば，ある「深さ」を備えたもの，になってくるのではないでしょうか。

　Ａさん（70代，男性）はすし職人であった。
　勉強はよくできるほうだったが，父親を早くに亡くしたことや自分の下に弟妹たちが5人も控えているということもあり，上の学校には進学せず，中学校卒業後すぐに，あるすし職人のもと，住み込みで働くようになった。
　大変辛抱することの多い，辛い修業時代ではあったが，親方であるすし職人を父親のように慕ってもいた。叱られることも多く，雑用のような仕事ばかりをさせられた。7年目にしてようやくすしを握らせてもらえるようにはなったが，なかなか師匠に認めてもらえるようなすしを握ることはできなかった。
　師匠はとても厳しかった。何度，辞めよう，逃げ出そう，と思ったかしれない。夜，布団のなかで，故郷の母や弟妹を思い，涙で枕を濡らすことも一度や二度ではなかった。
　しかし，ある日，残りの具材でしめサバを握らせてもらった時，それを口に入れた師匠が初めてＡさんを褒めてくれた。
　「もう，一人前だな。ここまで，よく我慢して頑張ったな」
　彼は，こみ上げる涙をこらえることができなかった。
　「すんません，便所行ってきます」

と言って，飛び込むようにしてトイレに入り，一人うれし泣きに泣いた。

それから約半世紀，すし職人としての人生を一筋に歩んできたＡさんが，残り少ない自分自身の人生の時間を思い返しながら，ホスピス病棟の病床で，「しめサバの握りを食べたい」と言った。今は亡き師匠を思い起こしながら，なのだろうか，目の前に出されたしめサバの握りをじっと見つめるＡさん……。

Ａさんにとって，それは，単なるしめサバの握りではありません。しめサバの握りは，温かくも厳しく，実の息子のように自分を目にかけて育ててくれた師匠そのものであり，自分に注いでくれた師匠の愛情そのものであり，師匠と過ごした日々の喜びと苦しみがぎっしり詰まった，若かりし日の修業時代そのものの象徴でもある──そのようなものとして，Ａさんには受け止められているかもしれません。

この患者に対してしめサバの握りを提供することは，スピリチュアルケア以外の何ものでもないと，多くの人には感じられるのではないでしょうか。少なくとも，私には，立派なスピリチュアルケアであると感じられます。つまり，このような個別的で深い「意味や価値」を，自分の目の前に提供されたしめサバの握りに対して感じているＡさんの経験は，「スピリチュアルな経験」と言ってよいものであろう，と感じられるのです。

## 「スピリチュアルな経験」とそうでない経験との境界は不明瞭

もちろん，ここからこっちは「スピリチュアルな経験」に属し，ここから向こうは「スピリチュアルな経験」に属するものではないというような具合に，明瞭な境界線が引けるわけではありません。

色が連続的に変化していくように，したがって「青」と「緑」の間にはっきりとした境界線は引きえないように，「スピリチュアルな経験」とそうでない経験との間の境界線は，そもそも明瞭には引きえないものです。

典型的な青色と典型的な緑色の間に位置する色について，「青」と言うべきか「緑」と言うべきかの判断が異なるように，ある経験が「スピリチュアルな経験」かどうかを判断する個人の感性によって，境界線は移動するでしょう。あるモノやコトがスピリチュアルなものとして経験されていると言

えるかどうかを判断することは自明な作業ではありません。本来的にそういったものなのです。つまり，「スピリチュアルな経験」とそうでない経験との境界は，本質的に不明瞭なものなのです。

何に対して「カワイイ」と感じるか，つまり「カワイイ」という言葉でくくることができる範囲の対象は，ある程度は文化・社会において決定され，究極的には個々人において決定されるように，「スピリチュアルな経験」というものをどのように「世界」から分節するかについても，同様に，社会・文化・個人によって恣意的に決定される他ありません。このあたりの議論については，第2章で説明した「分節恣意性」の話を思い出してください。

ちなみに，本書において，私が「スピリチュアルな経験」を「世界」から分節する際にもつ関心は，第一に「臨床における有用性」です。「スピリチュアルな経験」を霊的・宗教的・超越的なものに限定することは，臨床的有用性の観点に照らして妥当ではないと，私は考えています。

## 物語の全容を知るまでは判断不能

さらに厄介なことに，コトはますます単純ではありません。

どういうことかと言いますと，たとえば「しめサバの握りが食べたい」と患者が言う時，その発言を聞いた医療者は，通常，その時点においては，必ずしも，たとえば上に示したような背景がわかっているわけではないのです。いや，それこそ"霊能力者"（"ホンモノの霊能力者"なるものが実際に存在するかどうかは別として）でもないかぎり，わからないでしょう（もちろん，経験を重ねてくると，感覚が鋭くなり，具体的な物語の中身まではわからずとも，何かあるのかな，と漠然と感じるようなことはあるでしょうけれども）。「しめサバ」は見ることができるモノですが，「背景」は見えるモノではありません。詳しく話を聴くまでは，物語の中身は知りえません。何らかの背景があるかどうかも定かではありません。

そればかりか，場合によっては，「しめサバの握りが食べたい」と言った患者本人が，「しめサバの握りを食べたい」という思いを抱いている自分自身のその発言の背後に隠されている真の意味を，自覚（認識）できていないこともあるかもしれません。患者自身すら忘れてしまっている遠い過去の自分の物語，患者の無意識から発している思い，というわけです。さまざまな

程度の認知機能の低下があったりして，当の本人も含めて，誰もその真意を知らない，すべては忘却の彼方，ということだって，私たちの現場ではきっとたくさんあるに違いありません。患者にとっての個別的な深い「意味や価値」があるモノやコトではあるけれども，しかし，本人や家族も含め私たちには真相が見えていない，というようなことは，少なからずあるでしょう。

すなわち，背景にある物語は，「意味や価値」を生み出しているおおもとなのだけれども，これは，外からはなかなか簡単には見えるものではありません。いや，本人自身ですら，自らの内に生じている「意味や価値」の源泉となっている物語を自覚できていないことは珍しくないかもしれません。発言や行為だけを見て，その背景に潜んでいる物語の全容を理解・判断することは，実際問題としては，容易ならざることなのです。

## 「情報量の多さ」としての「深さ」

そのようなことを十分に踏まえたうえで，一応，概念的には，次のように述べることが可能だろうと思います。すなわち，

「スピリチュアルな経験」とは，特定の誰かにとっての個別的な「意味や価値」にかかわる経験であることを必要条件とする。ただし，特定の誰かにとっての個別的な「意味や価値」にかかわる経験ではあっても，「深さ」の程度は一様ではなく，ある一定以上の「深さ」があると感じられる場合に，それは「スピリチュアルな経験」として感じられることになる（より詳しく学びたい人のためのコーナー③☞101ページ）（もちろん，すでに述べましたように，この感じ方には個人差があり，また，同じ個人においても，この差は必ずしも明瞭なものではなく，境界線は漠然としています）。

ここで使用した「深さ」という少々情緒的な響きもあるあいまいな言葉を，別のもう少し定量的な表現で言い換えるならば，「個別的な物語における情報量の多さ」と表現することが可能でしょう（ただし，そのように言い換えたからといって，あいまいさがなくなるわけでは，もちろん，ありません）。すなわち，特定の誰かにおいて志向相関的に決定されるモノやコトの個別的な意味や価値の情報量が多い経験であるほど，それはその人にとって「スピリチュアルな経験」ととらえるのがふさわしい事態であると感じられる，換言すれば「スピリチュアルな経験」とは，当事者において志向相関的に決定

されるモノやコトの個別的な意味や価値の情報量が多い経験を指す，という結論になります。要するに，「スピリチュアルな経験」の要件は二つあって，一つは，誰かにとっての個別的な意味や価値に関する経験であることであり，もう一つは，情報量の多さ（より詳しく学びたい人のためのコーナー④ ☞ 101ページ）であると言えます。

　繰り返しになりますが，「スピリチュアルな経験」に属するものとそうでないものとの境界は漠然としています。「スピリチュアルな経験とは何か？」という問いに対して上記のような回答（定義）を与える時，「スピリチュアルな経験」であるかどうかの境界は厳密に線引きできるようなものではなく，「程度の差」「感じ方の違い」の問題にすぎないと言う他ないのは一目瞭然でしょう。ここで言う「情報量の多さ」を測定する方法も測定機器も，そんなものはどこにも存在しないのですから。個人の感性の違いによって大きく異なるものであることは，改めて言うまでもありません。

　ここまで述べてきたことを，具体例を通して，もう一度説明し直してみます。

　ここに1個の「すし」（もちろん，「カバン」でも「着物」でも「万年筆」でも何でもいい）があるとします。この「すし」は，いろんなレベルの「意味や価値」でとらえることができます。思いつくままにいくつかを提示しますと，

①物理・化学的な記述
②食物としての栄養学的・機能的な記述
③ミシュラン三ツ星の高級すし店で握ってもらった「すし」か，コンビニエンスストアの弁当売り場に並んでいた「すし」か，という「すし」としての値打ち（味や値段の違いに反映される）の記述
④好き嫌いといった嗜好性に関する記述
⑤先にAさんの例で述べたような，個別的な人生の物語のなかにおける記述

どのレベルの「意味や価値」でとらえるかによって，現象としての「すし」は，全く異なる「意味や価値」をもった存在として立ち現れてくるでしょう。

　順番に一つひとつ見ていきましょう。まず，その「すし」についての物理・化学的な組成のレベル（①）の話をされても，そこにスピリチュアルなものを感じる人は，あまりいないでしょう。これは，特定の誰かにとっての個別的な「意味や価値」ではなく，一般的な「意味や価値」についての記述なので

す。すなわち①は，先に挙げた要件で言えば，「誰かにとっての個別的な意味や価値に関する経験であること」という要件が欠けています。

　もっとも，これも最終的には個人の感じ方によります。このレベルの話であっても，どんどん深く内容を掘り下げていけば，人によっては，その物体と自分自身との深い紐帯を強く感じるということは起こりえます。換言すれば，物理・化学的なレベルの話であっても，どんどん掘り下げていくならば，他ならぬ私自身にとっての「意味や価値」をもつに至るということは起こりうるのです。たとえば，「私と森羅万象とがつながっている」という感覚がそうです。仏教における悟りの体験などは，まさにそういう経験を含むものでもあるでしょう。

　しかし，それはあくまでも特殊な経験に関する話であって，あるモノやコトについての物理・化学的な話題を扱うことが，同時に「スピリチュアルな経験」であることは，きわめて稀な事態であると言わざるをえません（あるいは，たとえば仏教における悟りのようなレベルでとらえられた時には，そのモノやコトは，すでにその時点において，主体のなかで「個別的な意味や価値」を獲得するに至っている，と言うべきかもしれません）。すでに論じたように，物理・化学的なレベルの話は，基本的には特定の個人とは無関係に成り立つ普遍的・一般的な記述を目指すものであり，したがって特定の個人にとっての「意味や価値」の記述であることを要件とする「スピリチュアルな経験」に属するものにはならない，とするのが妥当でしょう。

　栄養学的・機能的な記述のレベル（②）でも，基本的な事情は，①の物理・化学的な記述のレベルとあまり変わらないでしょう。

　次に，高級すし店で握られた，高価でうまい，見た目も優美な「すし」（厳密に言うと，高価であるかどうかも，うまいかどうかも，見た目が優美であるかどうかも，誰かの主観的な評価であり，すなわち評価の主体が変われば変わりうる評価であって，決して一般的・普遍的な記述などではありません）が，回転ずしでベルトコンベアの上をぐるぐる回っていた少々乾燥した「すし」や，スーパーの弁当売り場で20％引きで売られていた「すし」よりもスピリチュアルか（③），と問われれば，私自身は賛成したい気もしないわけではないのですが，本質的にはその「すし」自体の性質・出自についての記述であり，特定の誰かにとっての「意味や価値」についての記述という先に示した原則からすると，少なくとも，超高級な「すし」＝スピリチュアル

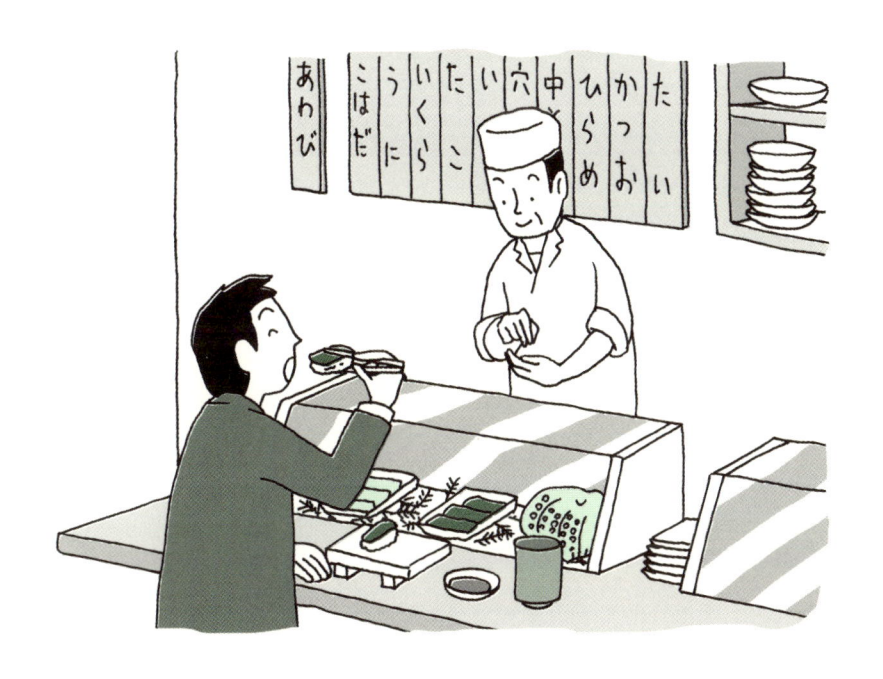

な存在，という等式は，成り立つものではありません。

　ただし，スピリチュアルケアの一番の本質が，「あなたは大切な存在なのです」ということを相手に伝えることにあるのだとすると，ミシュラン三ツ星の高級すし店で握ってもらった「すし」を提供することは，場合によっては，究極の「あなたは大切な存在なのです」のメッセージを相手に送ることにもなりうるわけで，そういう意味では，これは「スピリチュアルな経験」に属する行為となる可能性があります。

　さらに敷衍すると，一般に「おいしい食事」を提供することは，それ自体，その「おいしい食事」が提供される人間において，「自分は大切に扱われている。愛されている」という，いわば「恩寵のメッセージ」と受け止められる可能性を秘めた行為であると言えます（第1章「6 食事」の項 ☞ 35ページ）。提供されたその食物の背景に存在する（かもしれない）「あなたは大切な存在なのです」という食事提供者の思いが，それを提供された側の人間において受け取られた場合には，「おいしい食事」を提供する行為は，スピリチュアルケアになりうるでしょう。つまり，「おいしい食事」を提供する行為がスピリチュアルケアとして感じられることがあるとすれば，その本質は，

第3章　スピリチュアルな経験とは何か

「おいしい食事」を提供された人間が，その「おいしい食事」を提供してくれた者から（あるいは，その提供者を通して，もっとおおいなるナニモノカから），自分に向けられていると感じる「あなたは大切な存在なのです」という思いなのではないかと考えられます。

しかし，「高価なすし」や「おいしい食事」自体が，自動的に「スピリチュアルなモノ」だというわけではありません。冒頭で述べたとおり，それ自体として「スピリチュアルなモノやコト」が存在しているわけではありません。存在するのは，あくまでも，「スピリチュアルな経験」なのです。

嗜好性のレベル（④）になると，やや趣は変わって，これは特定の誰かにとって好きか嫌いかというような話になるので，もちろん個別的な「意味や価値」の話ではあります。しかし，「彼女は甘いものが好き」とか「彼はお酒には目がない」とかいう話が，そのまま「スピリチュアルな経験」に関係するものであるとは，決して言えはしないでしょう。というわけで，嗜好性（好き嫌い）のレベルを，そのまま自動的に「スピリチュアルな問題」ととらえることはできません。二つ挙げた先の要件で言うと，「情報量の多さ」が不足していると考えることができます。

では，⑤の個別的な物語のレベルの「意味や価値」はどうか？ このレベルの「意味や価値」であれば，すべて「スピリチュアルな問題」と感じられるのかというと，必ずしもそういうわけではないでしょう。先に挙げたようなAさんの「しめサバの握り」の物語の例であれば，「スピリチュアルな経験」として理解してよいのではないかと私には思えますが，個別的な物語のレベルにおいても，当然，いろんな「深さ」があります。ある経験が「スピリチュアルな経験」に属するものと感じられるかどうかは，経験されるモノやコトに関する個別的な物語における「意味や価値」が，ある一定以上の「深さ（＝情報量の多さ）」をもっている（と感じられる）かどうかにかかっているのです（より詳しく学びたい人のためのコーナー⑤ ☞ 102ページ）。

## 「スピリチュアルな経験」とは何かを定義することの意義

さて，ここで，「これまでに提示されてきたような定義を示すことには，はたしてどのような意味（意義）があるのでしょうか？」という予想される問いに対して，少し答えておきたいと思います。

まず，その説明をする前に，確実に言えると思うことを述べておくと，以上のような漠然とした定義・基準からの当然の帰結として，ある行為が「スピリチュアルな経験」であるかどうかを厳密に論じることはあまり意味がない，ということを挙げることができます。それは個人の感性によっても大きく変化しうるものであり，本質的に計量的測定ができない性質をもつものです。また，底知れぬほどに深い物語を背景にもつものでありながらも，認知機能の衰えた本人も含めて，もはや誰も永遠にその真相を知ることはできない，というようなこともあるでしょう。必要以上に厳密に論じてみても，あまり意味はありません（ということも，ある程度，厳密に論じようとしてみて初めて，はっきりとわかることでもあります。だから，その意味でも以上の議論は，少なくとも無意味ではないでしょう。そして同時に，これくらい論じておけば，もう十分でしょう）。「スピリチュアルな経験とは何であるのか」という問いに対する回答は，ことの性質上，漠然とした定義・基準にならざるをえず，境界があいまいになることは避けられないのです。

　結局のところ，大事なのは，それが「スピリチュアルな経験」であるかどうかを判別することではありません。極論するならば，そんなことはどうでもいいのです。はっきり言って，援助が必要な人に対して適切な援助を提供するのに，そのような判別は不要であるとさえ言えます。

　では，そのような漠然とした定義・基準であったとしても，それを提示する意義があるとすれば，どういうものであるのか。改めて考えてみます。

　第一に，私たちが誰かの「スピリチュアルな問題」（であるかもしれない問題）について関心をもとうとする際には，「意味や価値」の次元に目を向けることが重要である，ということに気づかせてくれること。

　すなわち，「スピリチュアルな経験」とは，例外なく，「意味や価値」にかかわることです。このことは，私たちの臨床実践においては，「意味や価値」がとても大切であり，これを大切にする態度をもつことが臨床家には大事だ，というメッセージを発信していることに他なりません。「スピリチュアルな問題」であるかどうかはともかくとして，対象者の主観における「意味や価値」の次元に関心を向けることは，臨床家にとって，とても大切な態度なのです。

　第二に，「スピリチュアルな経験」とは，すでに述べたように，誰かにとっての個別的な「意味や価値」に関するものである，ということを明確に示し

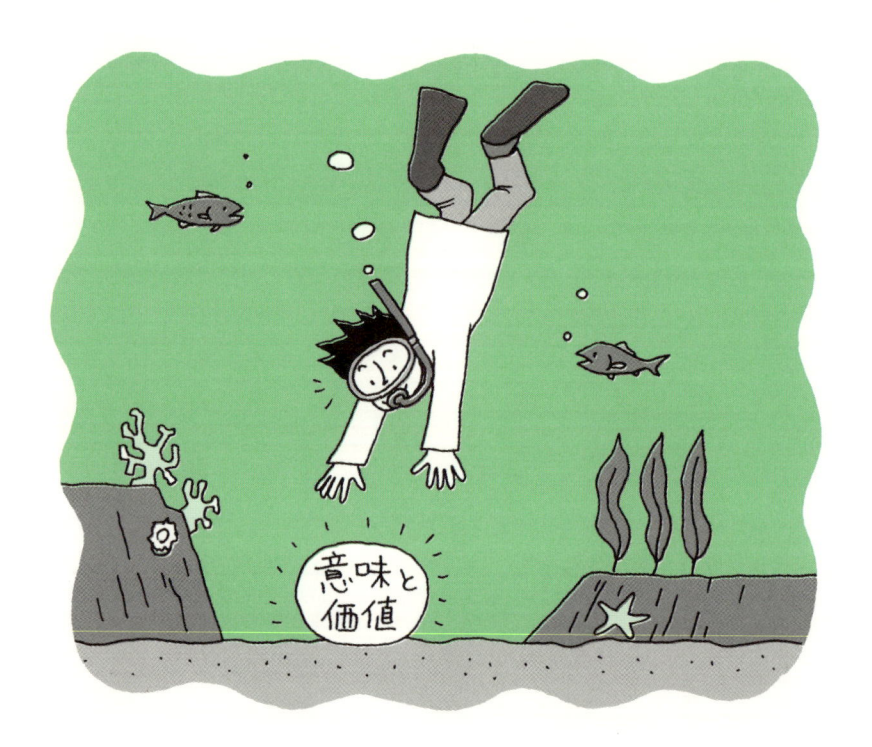

たこと。

　すなわち,「スピリチュアルな経験」における「意味や価値」は,基本的に,特定の誰かという個別的な存在において志向相関的に決定される個別的な「意味や価値」です。「スピリチュアルな経験」を問題にする場合においては,あくまでも大事なのは,特定の個人にとっての個別的な「意味や価値」なのです。これは,臨床実践的には,個別性の重視,個別性の尊重,という態度につながるでしょう。

　第三に,「意味や価値」の次元にもさまざまな「深さ」のレベルがあり,どのような「深さ」（情報量の多さ）をもっているものであるのかを,「詳しく聴く」ことを通して,少しでもよく把握しようとする努力が重要であることを示したこと。

　最終的にはついに知りえない記憶の彼方の情報となってしまっているのかもしれないけれども,それでも「詳しく聴く」という行為を通してしか,それは知りえないものであることも動かしがたい事実であり,そのことに対して自覚を促すことにつながるのです。

医学的情報に関しては，さまざまな問診・診察・検査を通して，知りたい情報を積極的に収集するように，「意味や価値」の次元における情報は，「聴く」という受け身的な行為を通して情報を収集する他ありません。もちろん，そこで言う受け身的存在としてのあり方は，active listening という聴き方であることが期待されるでしょう。

　要するに，臨床実践的には，「聴く」ことの大切さ，コミュニケーションの重要性，を強調することになります。

　すでに述べたように，何らかの問題が「スピリチュアルな問題」であるかどうかの厳密な判定をすることは，容易なことではないというよりも，不可能なことですし，必要なことでもありません。「スピリチュアルな問題」とそうでないものとの明瞭な境界線を引くことなどは，決してできることではありません。何らかの問題がケア対象者にとって「スピリチュアルな問題」であるか，また何らかのケアが対象者にとって「スピリチュアルな経験」としてのスピリチュアルケアになるかどうか，ということを厳密に判定しようとすることには，あまり意味はないと言ってよいでしょう。

　実践的に大事なことは，目の前の相手における個別的な「意味や価値」の世界に関心を向け続ける姿勢をもつことであり，聴こうとする姿勢を保つことであり，その人に対して何らかのケアを提供する場合に，そのつどその目的を確認し合いながら，今その時に提供されるべきケアをチームで考えながら提供していくことであり，提供されるそのケアがケア享受者にとってポジティブな意味をもつ「スピリチュアルな経験」となるようにという意識をもってケアを提供すること，なのです。

## まとめると……

　さて，以上をまとめますと，次のようになります。

1) 「スピリチュアルな経験や問題」とは，特定の個人にとっての個別的な「意味や価値」に関することであり，かつ
2) ある一定以上の「深さ」（＝情報量の多さ）をもつものであるが，
3) 必ずしも一見してそれとわかるようなものではなく，詳しく話を聴くことによって初めて，そういったものとしてとらえることのでき

るもの（立ち現れてくるもの）である。そして，
4) 「スピリチュアルな経験や問題」とそうでないものとの境界は不明瞭であって，個人の感性によっても変わってくるあいまいなものであり，
5) 大事なのは，「スピリチュアルな経験や問題」であるかどうかを判定することではなく，目の前の相手の個別的な「意味や価値」の次元に関心を向け続けることであり，同時に，目的にかなったケアを，そのケアが，受け手にとってポジティブな意味をもつ「スピリチュアルな経験」にもなるようにとの願いをもって，提供することである。

　本章の記述の性質について最後に一言お断りしておきます。
　歴史的文脈において，あるいは社会学的に，はたまた文献的に，スピリチュアルという概念（言葉）がこれまでどのような使われ方をしてきたのか，またどのような使われ方をしているのか，ということも考察に値しますが，本書では，そういった観点からは一切論じていません。そのような観点からではなく，「スピリチュアルな経験や問題」とは何であるかについて，そのような経験・言葉・概念の芯に当たるもの（本質）を取り出そうとする，いわゆる「本質観取」の方法を用いた考察に加えて，臨床的有用性という私自身の志向性に導かれた考察を書き綴ったものです。それが，以上の記述の特徴です。このような著者の執筆姿勢は，基本的に次章以降のテーマ（「スピリチュアリティ」「スピリチュアルペイン」「スピリチュアルケア」）についての記述においても，当てはまるものです。
　「スピリチュアルな経験」とは，どういったものであるのか？　これに関する私の回答を，最後にもう一度改めて提示しておきます。

　「スピリチュアルな経験」とは，当事者において志向相関的に決定されるモノやコトの個別的な意味や価値の情報量が多い経験を指す。

　個別的な「意味や価値」の次元に関心を払うことの大切さをもう一度強調して，この章を終えることにします（本書の全体の骨格だけをまず理解したい方は，やや脇道にそれることになる第4章は飛ばして，第5章に進んでください）。

## より詳しく学びたい人のためのコーナー

① [☞87ページ] したがって、スピリチュアルペイン／ケアが論じられる時に問題とされる「意味や価値（の次元）」については、当然のごとくに、特定の誰かにとっての個別的な「意味や価値」であることが暗黙の前提とされていることが多い。先ほどの金の例で言えば、「原子番号79の第11族元素に属する金属元素」とか「最も代表的な貴金属の一つ」というような一般的な「意味や価値」は、初めから「意味や価値（の次元）」から除外されていることが多い。しかし、このような特定の個人における個別的な「意味や価値」とは関係のない一般的な「意味や価値」も、「意味や価値」であることには違いない。一口に「意味や価値（の次元）」と言っても、さまざまなレベルの「意味や価値（の次元）」がある。

② [☞88ページ] ここで、そもそも「スピリチュアルな経験や問題」とは、霊的または宗教的問題・経験であると考えるのであれば、この問題は、改めて考えるまでもなく、「スピリチュアルな経験や問題」などではありえないという結論になるだろう。しかし、「スピリチュアル」をそのようにきわめて限定的なものに閉じ込めてしまうことは、臨床現場において大きな役割を担うべきスピリチュアルケアの意義を、極度に矮小化したり、あるいはスピリチュアルケアをある特定の方向にのみ向かわせたりする危険性を伴う。誤解のないようにはっきり言っておくが、決して、「スピリチュアルな経験や問題」から霊的・宗教的なものを除外しようとしているわけではない。もちろん、それも「スピリチュアルな経験や問題」でありうる。いや、それどころか、霊的・宗教的なレベルにおける「意味や価値」は、そういったものにしかもちえない非常に大きな「スピリチュアル」な力をもっている。しかし、霊的・宗教的なものの見方・考え方も、当然、一つの「意味や価値」を表すものであるように、本書では、霊的・宗教的なものも含めて、すべてを包括的にとらえることのできる共通の構造を見極め、探り当てて、それを提示してみたいと考えているのである。

③ [☞92ページ] この基準に従うならば、ささやかな食事をしたり、懐かしい音楽に身をゆだねたり、一枚の写真に見入ったりする行為が「スピリチュアルな経験」ともなりうるし、一方で礼拝や仏事への参加などの宗教的行為であっても、「スピリチュアルな経験」とはならないこともあるだろう。ただし、宗教的行事への参加などは、「スピリチュアルな経験」である場合が多いということはあるかもしれない。

④ [☞93ページ] ここでは、ある程度の脳神経学的発達を遂げた人間の経験という枠内でのみ考えているので、「量」についての条件のみ触れたが、十分な脳神経学的発達を遂げていないヒトや他の動物にまで範囲を広げて考えるならば、「質」についても触れておくことが必要だろう。

このことを理解するためには、まず、丸山圭三郎が提示した「身分け構造」（こちらは、正確には市川浩によって提唱された）と「言分け構造」を説明する必要がある。簡単に説明すると、「身分け構造」とは、ユクスキュル（Jakob Johann

Baron von Uexküll）が提示した「環世界（または環境世界）Umwelt」の概念に対応するもので，シンボル操作以前の感覚的分節よって動物が自らの内につくり出すゲシュタルトのことである。このゲシュタルトは，動物自身によって構成されるもの，すなわち，動物の生の機能に即して意味を付与されるものである。それぞれ異なる感覚をもつ生物である以上，ダニはダニの，ヒトはヒトの「環世界＝身分け構造」を構成して，そのなかに生きる他ない。これに対して，「言分け構造」とは，シンボル化能力（第5章「より詳しく学びたい人のためのコーナー②」☞139ページ）があって初めて生み出すことができる構造である。丸山自身の言葉をそのまま引用すれば，

「過去も未来も，コトバの産物であり，ヒトはコトバによって『今，ここ』ici et maintenant という時・空の限界からのがれ，ポジティブな世界をゲシュタルト化する身分けに加えて，ネガティブな差異を用いて関係をつくり出す非在の世界を言分ける。この第二のゲシュタルトを〈言分け構造〉と呼び，その構造を生み出す構造化能力がランガージュである」。

丸山によれば，人間は，ランガージュ（≒シンボル化能力）という能力を獲得したがために，主として「言分け構造」の「世界」の住人となり，他の動物のような「身分け構造」だけの「世界」の住人ではなくなってしまった，と論理が展開されていくのであるが，それについてはこれ以上触れない。

さて，準備が整ったところで本題に入るが，「身分け構造」は，まさに「個別的な意味や価値」であると言わねばならないだろう。腹を空かせたライオンがシマウマを「餌」と意味づけし，シマウマがライオンを「天敵」だと意味づけする。交尾を終えたダニの雌が木の枝の先端から嗅ぎ分けた酪酸の匂いで「獲物（宿主）」が来たと意味づけして，体温を発している哺乳動物の毛皮の上へと落下し，寄生する。これらは，いずれも，それぞれの個体における「個別的な意味や価値」ではある。しかしながら，ライオンやシマウマやダニにあっては，これらのことは，「餌」や「天敵」や「獲物」などという言分けを介在することなく行われる。

これに対して，ある程度の脳神経学的発達を遂げた人間が行う「個別的な意味や価値」というものは，多くの場合，「言分け構造」として構成されるものである。もちろん，ヒトも生物である以上，腹を空かせたライオンのような「身分け構造」としての「個別的な意味や価値」をもつことはあると考えられる。しかし，少なくとも，他の動物との比較においてきわめて人間的な経験と言える「スピリチュアルな経験」における「個別的な意味や価値」は，あくまでも「言分け構造」としての「個別的な意味や価値」であるに違いない。つまり，同じく「個別的な意味や価値」の範疇ではあっても，「身分け構造」としてのそれと，「言分け構造」としてのそれとでは，「質」的に異なると言えるのである（丸山圭三郎：ソシュールを読む，pp266-287，講談社，2012．丸山圭三郎：文化のフェティシズム，pp71-81，勁草書房，1984 など参照）。

⑤ [☞96ページ] ここで，脳神経科学の視点からこれらの問題を考えるとどうなる

かについて，関心のある方のために，簡単に触れておく．私たちのニューロンネットワークは，種による共通性はありつつも，各個体において固有の回路を形成していると考えられるが（そして，その回路は，決して固定的なものではなく，生涯，絶えず変化し続けている），ここで述べた「意味や価値」の「深さ」の違いや，おそらくは「意味や価値」の一般的と個別的の違いについても，ある知覚刺激や概念に対して，どれだけ連想的にニューロンがつながっていくか，ニューロンが脳のどの部分とつながっていくか，すなわち意識の周辺部 penumbra とのつながりの程度や様態を表していると考えることができる．

「我々の枠組みでは，何らかの形で意識される『意味』とは，勝利したニューロン連合が引き起こす，ポスト NCC 活動，すなわち，ニューロン連合からの出力を受けているニューロン活動の一部である．NCC 連合内のニューロン同士は，互いに密に連絡を取り合っているが，さらに連合外のニューロンとも連絡している．たとえば，クリントン・ニューロンや似た種類のニューロン集団は，『大統領』とか『ホワイトハウス』といった概念を表象するニューロンの活動を高めるだろう．それらの概念を表すニューロンは，さらに，クリントンの声を思い出す時に必要なニューロンとも接続しているだろう．これらの連想的につながっていくニューロンは，NCC の周辺部 penumbra を構成している．ということは，知覚刺激や概念に対して，より明示的ではっきりした表象を持つ脳は，それを持たない脳に比べ，より強力な連想能力を持ち，質感により重大な意味を込めることができるということだ．また，皮質部分のレベルで考えると，より多くのエッセンシャル・ノードを持つ脳は，より豊富な意味を持つということでもある．ある特徴がどれだけ明示的に表現されているかは，皮質コラム内の個々のニューロンを記録することで調べることが可能だ．そのような研究手法で，原理的には，ある意識経験の『意味深さ』を測定できるはずだ」〔クリストフ・コッホ／土谷尚嗣，他（訳）：意識の探求（下）．p 448，岩波書店，2006〕

なお，この引用文中にある用語について必要と思われる範囲で少しだけ説明しておくと，NCC とは，neuronal correlates of consciousness の略で，特定の意識知覚や意識経験を起こすために十分かつ最小のニューロン集団を指す．また，意識の周辺部 penumbra とは，ニューロン集団の活動のうち，NCC からシナプス入力を受け取るが，そのニューロン集団自身は意識にのぼらないようなもので，この周辺部 penumbra の働きによって深浅さまざまな「意味」が生じると考えられる．エッセンシャル・ノード（essential node）とは，それを破壊されると，色の見え方，形，物体の速度など意識の特定の一面が失われてしまう限られた皮質部位のことである．さて，そうすると，脳神経科学の観点からは，「すし」についての説明で上記本文に提示した①～⑤間の相違点に関しては，「周辺部 penumbra の構成のされ方の違い」として，統一したとらえ方をすることができる，という結論になるだろう．

# Q&A

**「スピリチュアルな経験」というと，どうしても，何か霊的・宗教的なイメージをもってしまうのですが，そういうふうなイメージをもってはいけない，ということでしょうか？**

いけないというわけでは，もちろん，ありません。しかし，「スピリチュアルな経験」という概念を，そのような狭い範囲の経験だけを意味するものに限定してしまうならば，残念ながら，そこからこぼれ落ちてしまうものが，あまりにも多すぎると思います。それは，臨床的有用性の観点から考えて，得策ではありません。実際，臨床の現場では，たとえば病気の進行に伴って身体機能が落ち，それまでできていたいろんなことができなくなっていく辛さや，家族と一緒にいられない辛さなども，スピリチュアルペインとしてとらえるのが普通です。そういったスピリチュアルペインを抱く経験も，「スピリチュアルな経験」としてとらえるのであれば，「スピリチュアルな経験」とは何かを定義する場合，そのような経験をも取り込むことができるような内容を考える必要があります。そのほうが，臨床的現実に合致するわけです。というわけで，本書では，「スピリチュアルな経験」を定義するに際して，霊的・宗教的なニュアンスをもつ経験には限定しませんでした。ただし，霊的・宗教的なものが「スピリチュアルな経験」の重要な部分を占めることも，改めて強調しておきます。

**「スピリチュアルな経験」を考える際に最も大事なことを一言で言うと，どうなりますか？**

そうですね。やはり，「個別性を重視すること」でしょうかね。その人にとって，それは，どういう意味をもつのかと，一人ひとりにおいて異なる物事の個別的な意味を常に意識し，簡単に「わかった」と言わずに探求していく姿勢が，臨床家には必要だと思います。しばしば言われる，「その人に寄り添う」というのは，そういうことではないでしょうか。

第 4 章

「意味・価値・目的」への
まなざし

## 本章の ここがポイント！

★ 何かが起こった時に、なぜそれが起こったのか、と原因を考えるのは、人間の常ですが、その説明の仕方は、決して一通りではありません。医学を含む科学の説明の仕方は大変強力ですが、科学的な説明だけで人間が納得できるかというと、決してそうではありません。

★ 人間のそのような現実を踏まえると、人間を相手にする医療にあっては、科学的な説明とは違う説明の仕方も大切だと心得る必要があります。

★ 医療者が、患者にとっての「意味・価値・目的」へのまなざしをもつことは、そのような意味で非常に大切であり、臨床的に必要なことなのです。

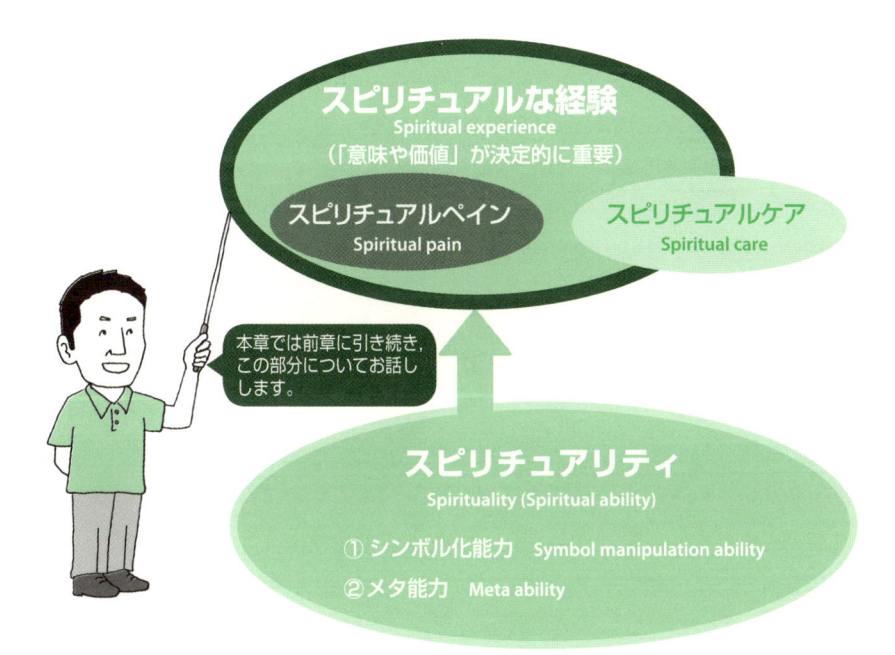

**スピリチュアルな経験**
Spiritual experience
(「意味や価値」が決定的に重要)

**スピリチュアルペイン**
Spiritual pain

**スピリチュアルケア**
Spiritual care

本章では前章に引き続き、この部分についてお話しします。

**スピリチュアリティ**
Spirituality (Spiritual ability)
① シンボル化能力　Symbol manipulation ability
② メタ能力　Meta ability

第4章 「意味・価値・目的」へのまなざし

前章で,「意味や価値」の話が出てきたことを受けて, 本章では, 少し脇道にそれますが, 医療における「意味・価値・目的」の視点について, 論じておきたいと思います.

## 医療に「意味・価値・目的」の視点を取り戻す

　具体的な話題から始めてみます.
　ご覧になった方もいらっしゃるでしょう.『ツレがうつになりまして.』[1] という実話に基づいた映画があります. ある時, 夫が重症のうつ病にかかり, 仕事も辞めざるをえなくなります. 病気は一進一退を繰り返しながら夫婦は苦労を重ねていきます. そんななかで, 妻（この作品の作者である売れない漫画家）が, 心配して訪ねて来てくれた自分の母親に次のように語る場面があります.

「最近は, ツレがうつになった原因ではなくて, その意味を考えるの……」

　その後も決して平坦な道のりではないのですが, 結果的には, まさに夫がうつ病になったからこそ, そして妻はそれをしっかりと受け止める覚悟をしたからこそ, 彼女はこの作品を生み出すことができたのであり, またクリエイターとして「モノを創作する」とはどういうことであるかを知るに至ります. いわば, ホンモノの創作者へと変貌を遂げるのです.
　それまでは, はっきりと言ってしまえば, ありきたりな, さして自分が描きたいわけでもなく描くことの必然性を自分でも感じていないような作品ばかりを描いていたのですが, 真に自分自身が描きたいことを描くようになるのです. このような経験をした人間だからこそ描きうる, また描くべきでもある題材を描くようになります. そして, 自分自身の抜き差しならない現実のなかから生み出されてきた作品は, 真に人の心を打つものとなっていきました（少なくとも, 映画のなかではそのように描かれています）.
　また, 病気の辛い経験を乗り越えていくという過程を通して, 右往左往しては, あっちに頭をぶつけこっちに体をぶつけては身体も心も痛い思いをしながら, 夫婦はホンモノの夫婦となっていきました. 映画のクライマックスシーンの一つですが, かつて二人が結婚式を挙げた教会堂において, 同じ時

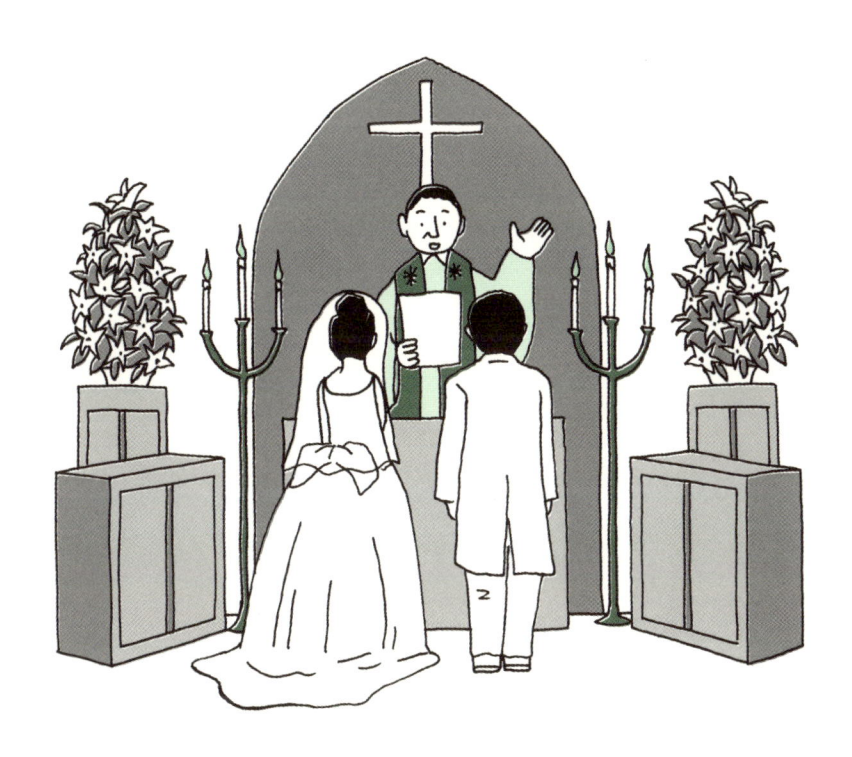

期にその教会で結婚式を挙げた結婚同期生たちの前に、夫婦が立って挨拶する場面があります。その二人の挨拶のなかで、「病める時も、健やかなる時も……」という、二人が結婚式の時にも誓ったであろう結婚の誓約の言葉が本人たちの口から語られるのですが、この夫婦は、この言葉を、夫の病をともに乗り越えるという厳しい経験を通して初めて、本当の意味で理解できるように変えられていったのです（少なくとも、映画のなかではそのように描かれています）。

　夫婦は、一方の配偶者に与えられた病気の「意味」を、しっかりとつかみ取ることができた、あるいは、病気の「意味」を、夫婦で力を合わせてつくり出すことができた、と言えるのではないかと思います。

　もう一つ、このことと関係する、聖書に記載されているエピソードを紹介しておきます。

　またイエスは道の途中で、生まれつきの盲人を見られた。弟子たちは彼についてイエスに質問して言った。

第4章 「意味・価値・目的」へのまなざし

「先生。彼が盲目に生まれついたのは，だれが罪を犯したからですか。この人ですか。その両親ですか」。

イエスは答えられた。

「この人が罪を犯したのでもなく，両親でもありません。神のわざがこの人に現れるためです。わたしたちは，わたしを遣わした方のわざを，昼の間に行わなければなりません。だれも働くことのできない夜が来ます。わたしが世にいる間，わたしは世の光です」。

(ヨハネによる福音書第9章1～5節，新改訳)

ここでは，生まれつきの盲人がそのような不遇を被ることになった「原因」（ただし，いわゆる現代に生きる私たちが言うところの医学的「原因」ではありません）が弟子たちによって問われ，その病の「目的」あるいは「意味」がイエスの口によって語られています。すなわち，「神のわざがこの人に現れるためです」，と。この後，イエスの奇跡物語へと続いていくのですが，それは今ここで私が問題にしているテーマとは関係がありませんので，割愛します。

さて，この二つの話においては，病気の「意味」や「目的」ということが語られているのですが，この問題について少し考えてみます。

医療から「意味・価値・目的」の視点を排除し，病気の原因に対する科学的（医学的）追及という錦の御旗のもとに，めざましい進歩・発展を遂げてきたのが現代の医学・医療です。

この現代の医学・医療のなかに，再び「意味・価値・目的」という視点を適切な形で取り戻し，そういった次元の重要性を気づかせるための働きを担うのが，他でもない，この「スピリチュアルな問題」に対する視点なのだと考えることができます。

もう少し具体的に述べるならば，目の前の患者にとって，自らが罹患している病気がもつ「意味」や「目的」を考えたり，提供される医療の「意味」や「目的」を考えたり，あるいは目の前の患者にとって何が大切と感じられているのかという「価値」の体系を問うてみたりする，そういった姿勢を適切な形で医療のなかに取り戻す働きをするのが，「スピリチュアルな問題」への視点である，というわけです。

誤解しないように強くお願いしたいのですが，ここで言っていることは，

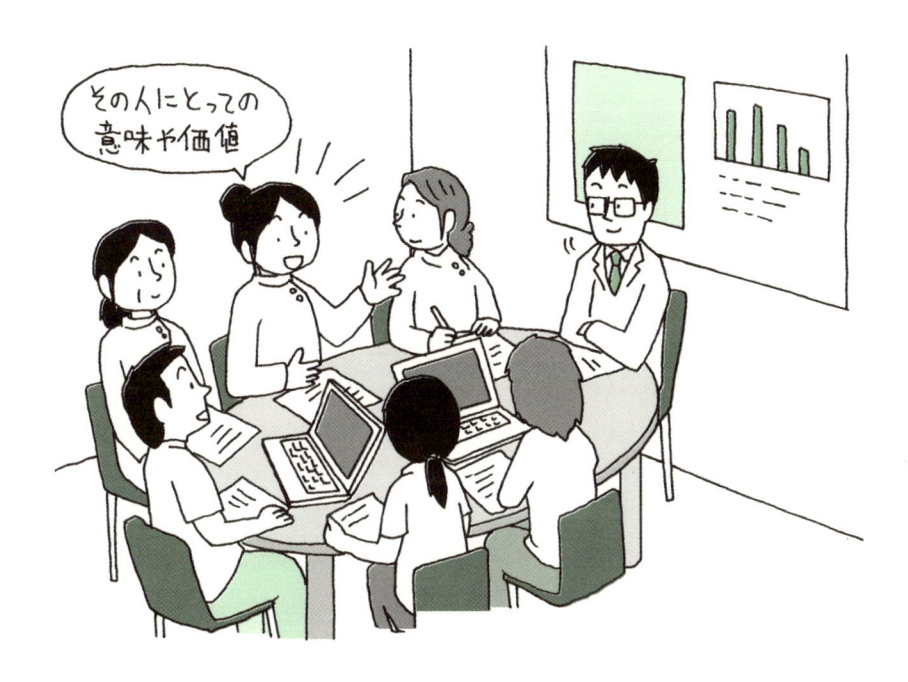

もちろん，再び19世紀以前の医学・医療に逆戻りするということではありません（より詳しく学びたい人のためのコーナー①☞117ページ）。現代の医学・医療を踏まえたうえで，それを補完する形で，現代の医療が切り捨ててきた感のある，医療におけるもう一つの大事な側面である「意味・価値・目的」の次元を認め，これに対して，現代の医療におけるふさわしい位置づけを与えることが大事だ，ということを言っているのです。なぜそれが大事なのか，と問われるならば，そもそも人間はそのような存在だから，と答えます。人間にとって，「意味・価値・目的」の次元は重要なものなのです。

　たとえば，ある人が何らかの病気にかかったとします（その病気が"治癒不能の病気"ということであれば，いっそう問題は見えやすくなるでしょう）。

　その昔，私たちは，このような場合，その病気に先祖の罪や当人の罪に対する神罰だとか，怨霊の祟りだとか，悪霊憑きだといった「意味」を見出して，理由づけたり納得しようとしたりしました。

　もっとも，「その昔」とは言いましたけれども，そのような次元の説明は，原理的に，科学（医学）的原因とは独立して存在する（併存する）ことが可能なものであり，したがって現在においても決して説得力を失ってはいないと

第4章 「意味・価値・目的」へのまなざし

いうことは，明確に指摘しておかなければなりません。

飛行機が墜落した原因が「電気系統の故障によるものであった」という科学的説明は，「なぜその飛行機に私の愛する子どもが乗っていたのか」ということの説明には，決してなりません。飛行機が墜落した原因は，科学的原因の一通りしか存在しないのではなく，次元を異にする別の原因の説明が存在しうるわけです。

同様に，病気についての科学（医学）的な説明は，私にとって重要なある特定の人物が，あるいは私自身が，なぜこの時期にこの病気に罹患しなければならないのか，の説明にはなりえないのです。病気の原因の説明も，決して一通りではありません。したがって，現代においても病気における「意味」の視点は，決して役割を失っているというわけではありません。

しかしながら，たとえば誰かが「らい病」や「結核」のような病気にかかったとして，多くの文化圏においてかつての時代において見られたように，あたかもそれが一種の「業病」「天刑病」であるかのごとくに考える社会は，現代においては少なくとも昔ほど多くはないでしょう。そのような病気の原因（「意味」）についての理解の仕方が社会のなかに認められたとしても，それは，現代の多くの社会において，少なくとも，もはや主流派を形成する病気についてのとらえ方ではないでしょう。かつては「業病」という言葉に象徴されるような「意味」の次元でしか，病気についての説明は存在しなかったのであり，その点において，病気についての科学的な説明も存在する現代とは，明らかに異なっています。

たとえば，「らい病」であれば，その病気の原因は「らい菌」によるものだ，などという説明がなされて，それにふさわしい治療を受けることになるに違いありません。「結核」でも同様です。それだけの話です（より詳しく学びたい人のためのコーナー② ☞ 117ページ）。「先祖の罪」や「その人自身の悪行に対するバチが当たった」と考える傾向は，皆無とは言いませんが，少なくとも昔ほど強くはないと言うことはできるでしょうし，そういう考え方が語られることがあったとしても，多くの場合，それを大まじめに信じているわけではないのが普通でしょう。ただし，大まじめに信じている人もいるでしょうし，そのような考え方や信念が間違いであると証明することは，原理的に不可能です。

## 説明の併存可能性と事象の絶大性

　さて，思うにこの場合，問題となっている当該疾患が，治癒不能なものであるか否か，すなわち病気の重症度という要素は重要です。

　昔であっても，簡単に治る軽い風邪やケガのようなものに対しては，さほど深刻に「意味」が語られることはなかったでしょう。逆に言えば，すぐに治ってしまう程度の軽い病気やケガに対しては，昔と同様に，今でも同じ程度に，病気やケガの軽い「意味」は語られるでしょう。たとえば，軽い病気やケガを負った相手に対して，「それは，お前，奥さんにひどいことを言った罰だな」とか，「働きすぎ。ちょっと休めってことだよ」とか。深刻ではない状況にあっては，深刻ではない「意味」が語られます。

　しかし，まじめに病気についての「意味」が考えられ，語られるのは，やはりその病気が深刻な状況である場合でしょう。今でも治癒の困難な病気に関しては，病気の「意味」がまじめに語られることは決して珍しくありません。

　ホスピス病棟で，患者さんから「バチが当たった」という類の発言を聞かされることは，よくあることです。一つの理由としては，繰り返しになりますが，こういった次元における原因は，科学（医学）的な原因とは独立して存在可能なものであるからです（**説明の併存可能性**）。二つ目の理由としては，その病気が，現代の科学（医学）をもってしても容易には（あるいは，全く）解決できないほどの大きな力を現にふるっている圧倒的な存在だからです（**事象の絶大性**）。

　論理的に考えても，現実の世界を見ても，わかることは以下のとおりです。すなわち，病気や事故の「意味・価値・目的」が問題とされる次元は，現在でも存在していますし，これからも存在し続けるに違いありません。そして，そのような「非科学的」あるいは「超科学的」な説明を否定することは誰にもできません。原理的に，できません。

　したがって，ある種の信念や説明の仕方（たとえば，「祟りである」とか「バチが当たった」など）に対して，もし傾聴する以外の何らかの対応を行うとすれば，せいぜい「私はそのような考え方はしません」「私はそのようなとらえ方はしないほうがいいと思います」，と個人の意見や信念としての見解を述べることができるくらいのものです。あるいは，「聖書によればそういう考えではなく，これこれこういうことです」などと，たとえば先に紹介

した「神のわざがこの人に現れるため」というイエスの言葉を引用するなどして，別の（権威ある）信念体系をもち出し，別の「意味・価値・目的」を提示するか，です。しかしながら，これらいずれの場合においても，誰も真偽に関して決定的なことが言えるわけではありません。傾聴するだけのかかわりにとどめることが多いかもしれませんが，もし何らかの介入を行うとしても，それは，一つの信念として，別の「意味・価値・目的」を語ることができるだけなのです。

　大事な点なので繰り返しますが，科学的な説明は「非（超）科学的」な説明を否定する根拠にはなりえません。ひどい感冒様の症状を呈しているＡさんにおいて，インフルエンザウイルスの存在が証明されたとしても，Ａさんがなぜ入試前のこの大事な時期にインフルエンザにかかって，試験が受けられないような不運に見舞われてしまったのかの説明にはなりません。たとえば，Ａさん自身が思い当たる自らのある行為に対する「バチが当たった」という解釈をＡさんがしていた場合，Ａさんの鼻腔にインフルエンザウイルスの存在が証明されたとしても，その事実は，Ａさん自身による「バチが当たった」という解釈を覆すことには，必ずしもなりません。もちろん，科学（医学）的な説明を聞いて，なるほどそうかと，それはそれとしてＡさんは納得するかもしれません。科学（医学）的な説明だけで十分に満足し，それ以上問わない人だって，それはいるでしょう。しかし，ここでは，実際にＡさんがすっきりと納得できるかどうかを問題としているのではありません。科学的な説明による「非（超）科学的」な説明の駆逐についての原理的な不可能性について，述べているのです。

　私たちは，「非（超）科学的」な記述の存在についての善し悪しを言っても仕方がありません。「非（超）科学的」な記述は，プラスに働くこともあればマイナスに働くこともあります。それ自体は善でも悪でもない。また，それは現にありますし，これからも存在し続けるであろうことは確かなことです。であれば，存在するものとして扱うのが妥当です。つまり，存在しているものは，存在しているものとして，その対応を考えるのが妥当である，ということです。科学（医学）がいくら進歩しても，それによって駆逐することのできない（駆逐すべきでもない）「意味・価値・目的」の視点は，現代においても現に存在しており，人間が人間であるかぎり，これから先もずっと存在し続けるでしょう。であれば，それを正面から取り上げ，まじめにそれ

と向き合うことは，私たちにとって変わらない重要さをもち続ける問題なのです。

病気についての「意味・価値・目的」の次元は，現代の医学・医療のなかではまともな扱いを受けず，大手を振ってまじめに取り上げることができるものではないような感がありますが，それではいけないと思います。それでは片手落ちです。人間全体を扱う医療は，全人的である必要があるからです。

## 目的相関的観点をもって対応する

では，どのようなスタンスで，私たちはこの「意味・価値・目的」の次元の問題とかかわっていけばよいのでしょうか？ 真偽については検証のしようがない「非（超）科学的」な記述に関して，私たち医療者はどのような対応の仕方をすればよいのでしょうか？

私が考える結論は，きわめて単純です。もしかしたら，あまりに簡単すぎて，いささかありがたみに欠けるように感じられるかもしれません。その結論とは，目的相関的に考えればよい，ということ。それだけです。

医療における究極の「目的」が，「患者本人と家族の満足と納得を最大限にする」ことだとすると，私たち医療者がなすべきは，その「目的」を達成するために，患者・家族のケアにおいて「意味・価値・目的」の次元をプラスに働かせるための努力と工夫を続けていく，ということになるでしょう。

つまり，どのような「意味」が廃棄され，新たにどのような「意味」を付与されることが，この「患者と家族の最大の満足と納得を得る」という究極の「目的」の達成に有益であるのかを，個別に，そのつど，考えていくことが重要なのです。どのようなかかわり方をし，どのような言葉がけをすることが，患者や家族に対して，より多くの満足・安心・納得をもたらすような「意味・価値・目的」の獲得につながるのか，医療者は，常にそれを考える習慣をもちたいものです。

もちろん，医療者が意図したとおりにいつも物事が進むわけではありませんし，医療者が意図したとおりに物事の進むことが，必ずしもよいことであるとも限りません。医療者自身が全く予想も期待もしていなかった思わぬ展開が功を奏する，ということもあります。しかし，それでもやはり，目的相関的観点という「羅針盤」を頼りに，究極の「目的」に向かう意識を保ち続け

第4章 「意味・価値・目的」へのまなざし

ることは，臨床の場においてきわめて重要です。この点についての臨床実践においては，何をするにしても，「目的」を常に意識するという姿勢が重要であることを，改めて強調しておきたいと思います。

【文献】
1）細川貂々：ツレがうつになりまして。幻冬舎，2009.

## より詳しく学びたい人のためのコーナー

① [☞111ページ] 医療の「医」の旧字体である「毉」や「醫」の文字がもつ意味については諸説あるが，これらの文字を眺めることからだけでも十分に推察されるように，一説によると，「医」にはもともと宗教的・呪術的な要素が含意されていた。もっと直截に，医療者は呪術者であった，とも言えるかもしれない。医療は，呪術的要素を科学的な証拠に裏づけされたものへと置き換える形で発展してきたと考えることもできる。いずれにしても，医療にはもともと「意味や価値の次元」が大事な要素として含まれていたということは，はっきりと言える。医療におけるそういった要素を半ば意図的に排除してきたのが現代の医療であるが，はたして排除するだけでよいのか，という問題提起をしているのである。

② [☞112ページ] もっとも，これらのたとえに関して，もっと正確に「原因」についての説明をしようとするのであれば，宿主側の要因もあわせて考えなければならないだろう。病原性微生物と宿主側の相対的な関係において，これらの感染症は，ある場合には発症に至り，ある場合には発症に至らない。ここは，説明を簡便にするために，医学的には，やや不正確な記述となっていることを，ご承知いただきたい。

# Q&A

「意味や価値の次元」に関心をもつことが大事だと言われていますが，具体的にどうしたらいいのでしょうか？

聴くことです。目の前の人がどのように物事を意味づけたり，価値づけたりしているかは，全く個人的かつ内面的なことですから，聴かせてもらわなければわかりません。そして，これは自然な流れのなかで語りたくて語ってくれるのを聴くということでなければなりません。無理やり聴き出すものではありません。刑事の取り調べではないのですから。その意味で，話したくなる雰囲気をもっていることも援助者には大事な資質でしょうね。これは，ある程度，修練を積むことで磨ける能力です。癌哲学外来を始められた樋野興夫先生が，話を聴く側において大事なものとして，「偉大なるお節介」とともに「暇げな風貌」を挙げているのはそういう意味ですよね。

「意味・価値・目的の次元」への視点を医療に取り戻すことが大事だと言われていますが，それは医療の仕事ではないのではないでしょうか？

何が医療の仕事か，あるいは医療とは何か，という問題ですが，質問者のような考え方は，むしろ最近（19世紀以降）になって登場してきた新しい考え方と言えます。要素還元主義的発想で病気の原因を探り当ててこれを取り除こうとする発想の医学です。しかし，現代においても，そのような医学だけで万事がうまく片付くかというとそんなことはありません。治せない病気や原因のわからない病気もありますが，そのような場合にも医療は必要です。患者や家族の納得感，という問題もあります。納得感を得てもらうことは大事です。また，私たちは身体だけを相手にするわけにはいきません。丸ごとの人間を相手にしているのです。そして，本当は分割することなんてできませんが，説明のために便宜的に分けると，身体と心は互いに影響し合っていて，身体だけを相手にしていてはうまくいかないことが多いということも言えます。丸ごとの人間を丸ごとのまま相手にすること，すなわち全人的医療が必要なのです。これは，緩和ケアの現場に限らないことだと思います。昔に逆戻りするということではなく，適切に「意味・価値・目的の次元」も視野に入れた医療を提供しようと述べることは，医療が人間を相手にするものである以上，きわめて当然の主張だと，私は思います。

第5章

スピリチュアリティとは何か

## 本章の ここがポイント！

★ スピリチュアリティという能力が備わっているために，人間はスピリチュアルペインを抱きうるものとして存在しています。
★ 現実には誰も経験することのない「未来」という概念をもつ能力があるために（「未来」は概念上でしか存在しません），将来に対する不安を感じます。現実には経験したことのない「自己の死」という概念をもつ能力があるために（誰も「自己の死」を経験した人はいません），「自己の死」を恐怖します。
★ 自分という存在を自分で認識・評価する能力があるために，自分の状態をみじめに感じたりします。同時に，その能力が備わっているために，人間は現在の自分を乗り越えることもできるのです。
★ スピリチュアリティは，人間に固有の能力であり，それについての知識は，人間を相手にし，自らも人間である私たち医療者において，有用なものとなりうるのです。

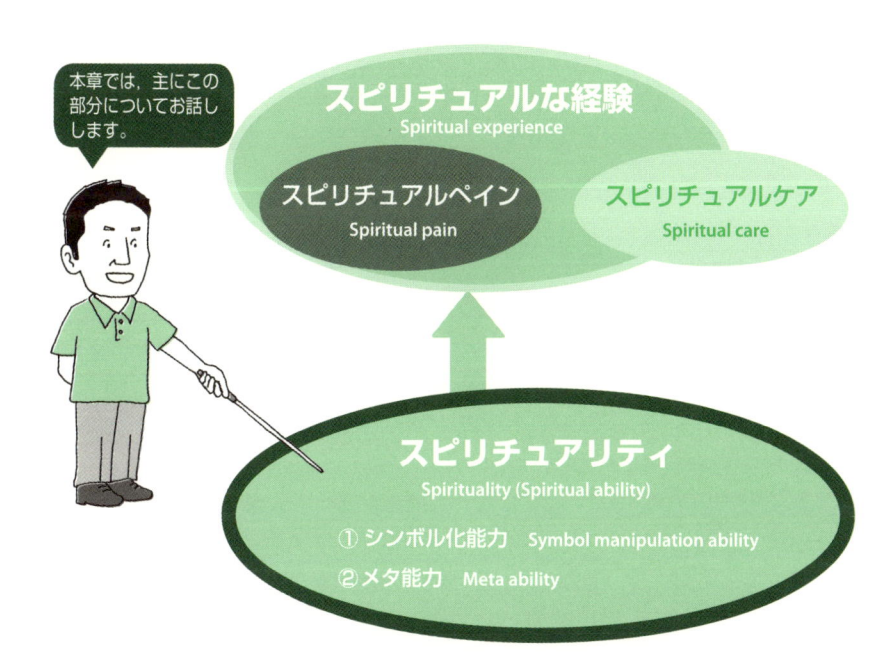

本章では，主にこの部分についてお話しします。

スピリチュアルな経験
Spiritual experience

スピリチュアルペイン
Spiritual pain

スピリチュアルケア
Spiritual care

スピリチュアリティ
Spirituality (Spiritual ability)
① シンボル化能力　Symbol manipulation ability
② メタ能力　Meta ability

第5章　スピリチュアリティとは何か

スピリチュアリティ（spirituality＝spiritual ability）とは，人間の能力です。

スピリチュアルペインを抱いて辛く苦しい思いをしたり，圧倒的な大自然を前にして畏敬の念に打たれたり，神秘的な宗教的体験をして法悦を感じたり，要するに，人間における，ありとあらゆるスピリチュアルな経験を可能にする，人間に備わっている能力が，スピリチュアリティです。

スピリチュアリティという能力が人間に備わっていなければ，人間にはスピリチュアルペインもなく，スピリチュアルケアを論じる必要もありません。

しかし，人間はスピリチュアルな存在であり，人間はスピリチュアルな経験をする存在なのです。

そして，人間はスピリチュアルな経験をする存在なのだから，人間をスピリチュアルな存在としてとらえることは，人間を相手にケアや援助を提供しようとする私たちには，不可欠な理解なのです。

では，人間をスピリチュアルな存在たらしめている人間の能力であるスピリチュアリティとは，いったい，どのようなものであるのでしょうか？　それを深く考えてみることは，私たちが相手にする人間というものを深く理解する助けとなり，ひいては，臨床に還元することができる叡智を，私たちに提供してくれるものともなるでしょう（もちろん，私たち自身も人間ですから，私たち自身の自己理解にも役立つでしょう）。そして，そこで得られる叡智とは，応用の利かないノウハウ的なものではなく，さまざまな場面で応用を効かせることができる有用性をもつものであると確信しています。

## 定義と本体

さて，この章では，「スピリチュアリティとは何であるか」を考えたいと思いますが，具体的には，「スピリチュアリティの定義」と，「スピリチュアリティの本体」についての考察を提示していきます。

それに先立って，「定義」と「本体」の違いについて，少しばかりの説明をしておきます。

具体例を挙げて説明をするならば，「遺伝子」と「DNA」の関係がわかりやすいのではないか，と思います。メンデルは，交雑実験と表現型の観察を行って，遺伝情報を担う粒子の概念として「遺伝子」を扱いました。メンデルの法則では，何らかの単位化された粒子状の物質が一つの親の性質（形質）

を決めていると仮説を立てたわけです。これを粒子説または粒子遺伝と呼びますが，この粒子は後に「遺伝子」と命名されるようになります。メンデル自身は「遺伝子」という語は用いておらず，単に「要素」という表現をしているのですが，遺伝を生じさせる因子，すなわち「生物の遺伝情報を担う主要因子」としての「遺伝子」の概念自体は，メンデルによってはっきりと打ち出されたと言ってよいでしょう。しかし，この段階では，「遺伝子」の本体が具体的に何であるかについては，皆目見当がつきませんでした。

　その後，研究が進んで，生物の遺伝情報は，核酸の一種であるDNA（deoxyribonucleic acid，デオキシリボ核酸）が担っていることが知られるようになりました。遺伝情報は，基本的にこのDNAを媒体として，その塩基配列にコードされていると現在は考えられています（ただし，RNAウイルスではRNA配列にコードされています）。

　すなわち，少なくとも現在までの生物学が到達した見解によれば，「生物の遺伝情報を担う主要因子」が遺伝子の「定義」であり，「DNAまたはDNA上にコードされた塩基配列の暗号」が遺伝子の「本体」である，ということになります。

　スピリチュアリティについても，同じように，スピリチュアリティの「定義」と「本体」とを，別々に考えることができるでしょう。ただし，「本体」についての議論は，意識の研究が未だ十分な成果をあげていない現状もあり，正確には，「本体」そのものをとらえることは現時点では困難であり，「本体」に迫ろうとする方向性の議論を提示したものとしてご理解いただきたいと思います。

## スピリチュアリティの定義

　冒頭でも少し触れましたが，「スピリチュアリティの定義」について，改めて述べておきましょう。「そんなの当たり前だろ！」という声が聞こえてもきそうな，いわば「コロンブスの卵」的な感じもしますが，確かにこれは，従来の定義とは全く異なる新しい視点からの定義です。すなわち，

スピリチュアリティとは，「スピリチュアルな経験」を生み出す人間の能力である。

第5章　スピリチュアリティとは何か

スピリチュアリティという能力が人間に備わっていればこそ，人間は「スピリチュアルな経験」をすることができます。スピリチュアリティとは，人間がこの「スピリチュアルな経験」をすることを可能にする人間の能力である，と定義したいと思います。そんなの当り前じゃないか，という意見に対しては，このような共通了解の得がたい問題について論じる場合には，誰もが否定できない地点，誰もが認めざるをえないであろう共通の土台から始めることが，まずは必要なプロセスではないでしょうか，と答えたいと思います。

すなわち，スピリチュアリティは，私たち人間に備わっている能力の一つであり，そして，それはどのような能力であるのかとさらに問うならば，私たち人間が「スピリチュアルな経験」をすることを可能にする能力である，と答えたいのです。視力という能力が備わっているから「見るという経験」が可能であり，聴力という能力が備わっているから「聴くという経験」が可能であるように，スピリチュアリティという能力が備わっているから「スピリチュアルな経験」が可能となるのです。

ここで言う「スピリチュアルな経験」とは，すでに第3章で説明したように，「具体的な個人における個別的な意味や価値の情報量が多い経験」です。もちろん，スピリチュアルペインをもつことも「スピリチュアルな経験」の一種ですが，たとえば，そこで「死」や「病気」や「苦難」の意味が問われる際に問題となるのは，「死」や「病気」や「苦難」の一般的な意味ではなく，その個人における個別的な「死」や「病気」や「苦難」の意味です。

## スピリチュアリティの本体仮説

では，次に，スピリチュアリティの本体に迫ってみたいと思います。

人間は，意識というものをもつからこそ，「スピリチュアルな経験」をし，スピリチュアルペインを感じるのであろうことは間違いありません。完全に意識がなければ，「スピリチュアルな経験」をすることもなく，スピリチュアルペインを感じることもないでしょう。私たち人間に備わっている意識という能力が，人間が「スピリチュアルな経験」をすることを可能としていると言えます。

すると，次のようにも言えるでしょう。スピリチュアリティは，人間が「スピリチュアルな経験」をし，スピリチュアルペインを抱くことを可能に

する人間の能力だというのであれば，スピリチュアリティは，人間の意識の一部を構成する人間の能力であるととらえることができる，と．

では，人間がもつ意識という能力のなかの，はたしてどのようなものがスピリチュアリティを構成しているものなのでしょうか？

意識をもつのは，人間だけではないと考えられています．意識の具体的内容はともかくとして，犬には犬の，カラスにはカラスの，コウモリにはコウモリの意識があるに違いありません．

同時に，人間の意識がもつさまざまな機能は，他の生物がもつ意識とは相当に異なっているであろうこともまた，事実です．それが，量的な違いか質的な違いかは別として，おそらく，そこには人間に固有の，あるいは人間において特に発達した，意識の中身があるに違いありません．

ここはさっと読み流していただいて結構ですが，人間の意識の中身（機能）について，クリストフ・コッホ（Christof Koch）は，その著書のなかで，①短期記憶へのアクセスの促進，②知覚したもののさまざまな範疇（カテゴリー）への分類，③意思決定，④行動の計画および制御，⑤動機づけ，⑥長期目標の設定，⑦複雑な課題の学習，⑧外界と体内との間に存在する矛盾と例外の検知，⑨現在の瞬間へのラベルづけ，⑩トップダウン注意，⑪創造性，⑫類似性の形成，⑬自己の監視と調整，⑭再帰的なモデルの作成，⑮非計算論的な関数の使用，⑯他の動物や人間の状態の推測，⑰言語の使用，を挙げています[1]（より詳しく学びたい人のためのコーナー① ☞ 139ページ）．

このなかの項目で言えば，**②知覚したもののさまざまな範疇（カテゴリー）への分類**，**⑬自己の監視と調整**，**⑰言語の使用**などが，スピリチュアリティの本体と関連するものではないかと，私自身は考えています．

さて，人間は，他の動物と違って，言葉によって外界を分節することで，外界を概念的にとらえることができます．概念としてとらえる能力（「**シンボル化能力**」（より詳しく学びたい人のためのコーナー② ☞ 139ページ）をもたなければ，「過去」や「未来」という概念をもつこともなく，あるのは「今，ここ」だけです．したがって，概念としてとらえる能力がなければ，「過去」の出来事に対する後悔の念をもつことも，「将来」に対する不安の思いをもつこともありません．また，「死」という概念もないので，「死」を恐れるということもないでしょう．「自己」という概念がなければ，当然「自己」をみじめに思うこともありません．したがって，スピリチュアルな経験を可能とするスピ

第5章 スピリチュアリティとは何か

リチュアリティの本体として,「シンボル化能力」は必須であると言えます。

　さらに考えを進めますと,「スピリチュアルな経験」をするためには,おそらくこれも「シンボル化能力」があって初めて生み出されてくるものですが,「私が私である」という意識,すなわち**自意識**（より詳しく学びたい人のためのコーナー③☞140ページ）も不可欠であると言えるでしょう（より詳しく学びたい人のためのコーナー④☞141ページ）。

　また,スピリチュアルペインを抱くことは「スピリチュアルな経験」の一種であると述べましたが,そうすると,スピリチュアルペインは「スピリチュアルな経験」のなかの特殊なもの（部分集合）であると言えます。

　では,「スピリチュアルな経験」がスピリチュアルペインを抱くという経験になるために特に強力に機能する必要がある人間の能力とは,何でしょうか？

　それは,先に「スピリチュアルな経験」に必要なものとして「自意識」について触れましたが,おそらく,その「自意識」と関連した能力,「自分自身を省みる能力」であると考えられます。これは,「**メタ認知能力**（meta-cognitive ability）」[註1]（より詳しく学びたい人のためのコーナー⑤☞141ページ）に近い概念ですが,「メタ認知能力」は,認知に対する認知,という意味合いが強く,認知する対象を基本的に認知にのみ限定した概念である印象を与えるという憾みがあります。認知という機能に限らず自分という存在の全体を認知,評価,観察し,調整する能力というもっと広い概念を指すには,適当ではありません。したがって,自分で自分を見る能力,「自分自身を省みる（観る）能力」を示す概念として,**メタ能力**（meta ability）という語を提示したいと思います。

　では,「自意識」と「メタ能力」との関係はどうなっているのでしょうか？両者は同じものなのでしょうか？　少し考えてみましょう。

---

註1　「メタ認知」とは,自己の認知活動（知覚,情動,記憶,思考など）を客観的にとらえ,評価したうえで制御することである。「認知を認知する」（cognition about cognition）,あるいは「知っていることを知っている」（knowing about knowing）ことを意味する。またそれを行う心理的な能力をメタ認知能力という。メタ認知はさまざまな形でみられ,学習や問題解決場面でいつどのような方略を用いるかといった知識や判断も含まれる。現在では多くの教育現場でメタ認知能力の育成は重要な課題となっている。またメタ記憶とは自己の記憶や記憶過程に対する客観的な認知であり,メタ認知の重要な要素の一つである。

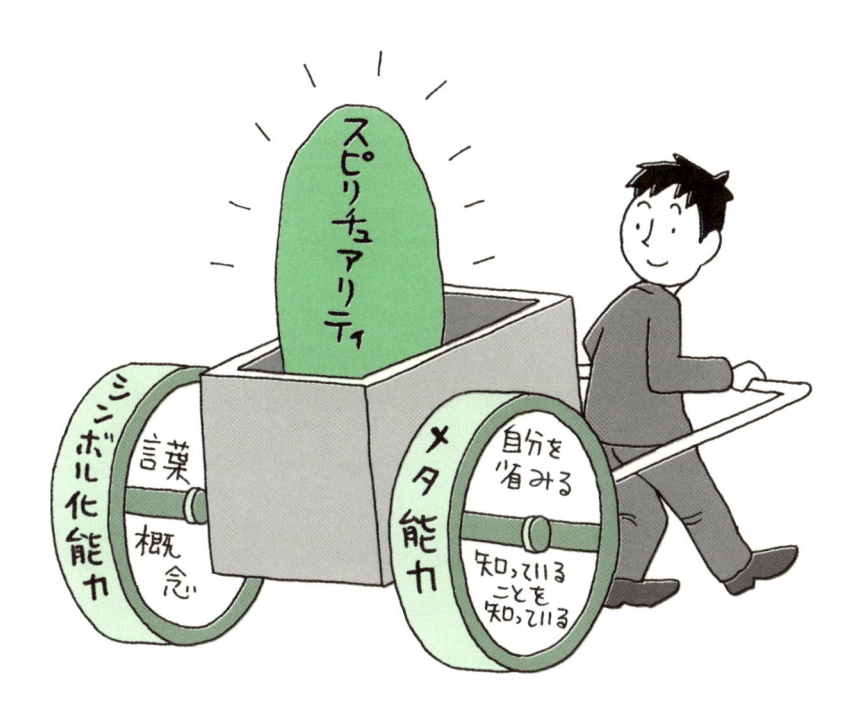

「自意識」という概念は，基本的には，自分は自分だと認識していることであり，周囲とは区別された存在として自分自身を認識していることです。したがって，「自意識」をもつためには，少なくとも，ある程度の「シンボル化能力」は必要であると言えるのでしょう。「自意識」をもつためには，「私」という存在を他から区別することが，まずもって必要だからです（より詳しく学びたい人のためのコーナー⑥☞141ページ）。

　一方，「メタ能力」は，「自分自身を省みる（観る）能力」です。コッホが挙げたもののなかで言うと，「メタ能力」は，「⑬自己の監視と調整」という意識の機能と同じかそれに近いものでしょう。

　このあたりの議論は，現時点では手探りの推論で進むしかないのですが，おそらく，「自意識」を生じさせている能力が，「シンボル化能力」とともに「メタ能力」であると考えてよいのではないか，と私自身は考えます。仮説ではありますが，一応，ここではそのように理解して，話を進めていくことにします。すなわち，「メタ能力」は「自意識」を生み出している能力の一つ，あるいは，「自意識」を生み出すために不可欠な能力の一つが「メタ能力」である，と（より詳しく学びたい人のためのコーナー⑦☞141ページ）。

第5章　スピリチュアリティとは何か

この「メタ能力」が人間に十分に備わってないならば，私たちは自分で自分を認識・評価することがない（できない）ために，自分の現実と自分の信念体系との間の不調和に気づくことはありません。自分の状態をみじめに思ったり，我が身をはかなんだり，嘆いたりすることもありません。その場合には，当然，スピリチュアルペインは生じえません。スピリチュアルペインを抱きうるためには，我が身を省みることができる能力である「メタ能力」をもつことが必須なのです。

　すると，以上の議論から，「スピリチュアルな経験」を可能にしたり，スピリチュアルペインを抱きうるためには，意識の機能のなかで，特に，「シンボル化能力」と「メタ能力」が必要である，ということになります。そこで，次のような本体仮説を提示することにします。

スピリチュアリティの本体は，「シンボル化能力」と「メタ能力」である。

　もっとも，すでに述べたように，現時点での脳科学の到達状況においてはこれくらいまでしか言えないだろうということであって，上記のようにスピリチュアリティの本体仮説を提示したとしても，依然として「本体」などという表現にはまだまだほど遠い状況であると言わざるをえません。それを承知のうえで，本書では，これを「スピリチュアリティの本体仮説」と呼ぶことにします。

## この定義・本体仮説から導かれる帰結

　以上に述べてきた定義・本体仮説から導かれる帰結や考察を，以下にいくつか記してみます（より詳しく学びたい人のためのコーナー⑧ ☞ 142ページ）。

## スピリチュアリティは危機の時にだけ働くものではない

　まず第一に，スピリチュアリティが働くためには，「人生の危機」と呼ばれるような常ならざる事態に直面することが不可欠なのか？という点を問題にしたいと思います。はたして，スピリチュアリティは，「ウルトラマンのスペシウム光線」や「水戸黄門の印籠」のように，危機的場面でだけ用いら

れる機能なのでしょうか。危機状況においてのみ活動し始める機能なのでしょうか。

　新たに提示した定義や本体から考えるかぎり，スピリチュアリティとは，生きる拠りどころが揺れ動いたり，あるいはそれが見失われてしまったり，というような，いわばよほどの状況に至らないと働き始めないような特殊なものではありません。スピリチュアリティが危機的状況でのみ働き始めるものだとする，この，いわば「危機的状況時機能」仮説は，スピリチュアリティを，あまりにも特殊なものとみなす考え方につながります。

　「危機的状況時機能」仮説は，私たちがスピリチュアリティについて考える際の敷居を不必要に高くしてしまう結果につながっているように思います。スピリチュアリティは，何ら特殊なものではないし，特殊な状況において初めて機能し始めるものとしてとらえる必要もありません。

　スピリチュアリティは，苦難が襲ってきた時や人生の危機の時にだけ働き始めるというようなものではなくて，人生の危機の時はもちろんのこと，それ以外の時でも必要に応じて常態的に機能している人間の能力の一つなのです。

　スピリチュアリティは，さまざまな深刻な問題が生じたりすることで生きる拠りどころが揺れ動き，あるいは見失われてしまったような体験をする時，すなわち危機的状況に至った時だけに，普段は眠っているものが覚醒して活動し始める，というようなものではありません。むしろ，常態的に活動している非常にベーシックな人間的能力を指すものとして，理解されるべきものです。

　本書で提示した定義や本体仮説から考えるならば，スピリチュアリティは，人間の意識の一部を構成するものであると考えることができますが，主体が危機状態に陥ることは，決してそれが機能するための必要不可欠の条件ではありません。人生の危機に直面した時にだけ，スピリチュアリティが覚醒して機能し始めるわけではありません。

　しかし，では，失意のなかで「我に返った」とか，病気になって初めて「気づいた」とか，すべてを失って「目が覚めた」などという体験は，どのように理解したらいいのでしょうか？　そういった体験が，現実に存在する体験であるからこそ，そういった表現があるのではないでしょうか？

　人は，苦悩が深くなればなるほど，自分の生きる意味や人生の目的は何なのかを自らに問うようになります。しばしばその問いは，自分自身に対して

第5章　スピリチュアリティとは何か

だけでなく，「困った時の神頼み」という言葉もあるように，人間を超えた存在へ向けられたりもします。人は，往々にして，苦悩を通して初めて真剣に自己に向き合うようにもなります。また，人は，人生の危機や失意の状況のなかで，ものの見方や考え方が大きく変わったりもします。そのような体験を，どう位置づけ，どう説明すればいいのでしょうか？

「容器」とそこに入れる「中身」の関係のたとえで考えてみます。1,000 cc 入る水筒に 800 cc のスポーツドリンクを入れるのは，何の問題もありません。しかし，そこに 2,000 cc 入れようとしたらあふれてしまうでしょうし，少量でも濃硫酸を入れるならば容器によっては溶け出してしまうこともあるでしょう。入れる「中身」の量が多いほど，それを入れるための大きい「容器」が必要であり，入れる「中身」が特殊なもの（強力な腐食作用のある溶剤など）であるほど，それを入れる「容器」にもそれだけ強靭な性質が必要とされます。

同様に，主体が新たにそこに投げ込まれた状況（「中身」に当たる）の変化が大きく異質であるほど，それに対応する信念体系（「容器」に当たる）にもいっそう大きな変化が必要とされます。より過酷な状況には，より頑丈な信念体系が必要とされるのです。人生の危機状況というのは，状況（「中身」）の変化が，半端なく大きく異質な場合と言えます。したがって，これまでの信念体系（「容器」）が，その大きく変化した状況に合わない（耐えられない）ものである場合には，違和感や苦痛が生じることになるのです。

すなわち，普段の状況においても必要に応じて機能しているスピリチュアリティの活動は，まず，この"超やばい"状況に対する気づきと意味づけを行います。そして，人生の危機状況という，自らが新しくそこに投げ込まれた状況に対して，何とか対応しようとして，解決に向けて一生懸命に機能し始めることもありますし，そのようには十分に機能しないこともあるでしょう。

これは，同じく人間が有している機能として，次のような例とパラレルに考えることができるように思います。肝臓は，言うまでもなく，代謝・解毒という役割を分担している身体の臓器です。もちろん，普段もちゃんと機能している肝臓ではありますが，アルコールを大量に飲んだりした時には，フル稼働を強いられます。そういう生活が続けば，肝臓は 120% の機能を発揮して生体を守ろうとします。酵素が活性化されてアルコール分解能が上昇する，ということが起こりえます。しかし，遂に肝臓の処理能力を超えてあま

りに多くのアルコールが摂取された場合には，肝臓もろとも生体が滅びてしまうこともあるでしょう。

　さて，いきなり初診時に「根治不能の進行癌，余命数カ月」と告げられるなどの大きな状況変化をもたらす経験は，通常，何らかの「苦痛（スピリチュアルペイン）」をもたらすでしょう（この「苦痛」を「苦痛」と感じられること自体が，実は，スピリチュアリティの働きがあればこそなのです。スピリチュアリティという能力があればこそ，「苦痛」を感じるのです）。

　この時の「苦痛」の強さ・大きさは，状況の変化の程度が大きいぶん，普段の日常における経験をはるかに凌駕していると言えます。スピリチュアリティの働きによって，自らの信念体系（価値観・世界観・死生観）という「容器」の「容量」や「耐性」の不十分さを思い知らされたりもするでしょう。これが，「スピリチュアリティ覚醒」と言われるものの，いわば第一段階です。さらに，スピリチュアリティはその状況を何とか改善・打開しようとして機能し続けるでしょう。新しい状況にも対応可能な新たな信念体系に目覚めることもあるでしょう（もちろん，目覚めないこともあります）。この「目覚め」は，主体にとって，多くの場合，非常に大きな意味をもつものです。この大きな変化は，「スピリチュアリティ覚醒」の，いわば第二段階です。

　しかし，ここが重要なところなのですが，このいわゆる「覚醒」体験が，特に危機的状況というわけではない日常におけるスピリチュアリティの働きによるものと異なるのは，程度の差でしかありません。普段から機能している肝臓が，アルコールを大量に摂取した時にフル活動するのと，本質的には何も変わりません。つまり，危機状況に至った時に，そこで何か特殊なものが働いたということではなく，そこで機能したのは，やはり，普段から機能しているスピリチュアリティという人間の能力なのです（より詳しく学びたい人のためのコーナー⑨☞142ページ）。

　要するに，「シンボル化能力」＋「メタ能力」であるスピリチュアリティは，通常の生活においても機能しているという意味で，日常と連続性のある人間能力の一部ととらえるべきものだ，と言いたいのです。心臓にしても，肝臓にしても，腎臓にしても，常にフル稼働しているわけではなく，いったん事あらば状況に応じて作業能力を上げるように，スピリチュアリティという人間の能力も，当然，作業能力の調整を行っているのです。

　たとえば，普段の経験においても，「せっかくこちらから挨拶をしたのに，

第5章　スピリチュアリティとは何か

相手から挨拶を返してもらえず無視された」「試験であいつにだけは負けたくないと思っている相手より悪い成績を取ってしまった」「信頼していた人が，陰で私の悪口を言っていたと聞かされて裏切られた思いがした」「上司からひどい仕打ちを受けた」「好意を寄せている女性に振られた」などの大小さまざまな出来事において，私たちのスピリチュアリティは機能しています。そして，その能力ゆえに「苦痛」を感じ，その能力ゆえに解決のための調整を行っているのです。スピリチュアリティは，決して人生の危機的状況においてだけ働いているわけではありません。

　私がそこに投げ込まれている状況と，その状況下にある私を支える役割をもつことが期待される私の信念体系（価値観・世界観・死生観）とが調和しなくなった時に，私は，スピリチュアリティの働きによって，まずその不調和に気づくのであり，その気づきゆえに「苦痛」を感じたりもするのです。そして時には（残念ながら，いつもではありません），その同じ能力が，その不調和を解消すべく調整しようとする働きを担ったりもするのです。

　簡単な具体例を挙げれば，「寝たきりで人の世話になるばかりの存在では，この世に生きている価値はない」と考えていたまさにその姿に，現実の自分自身がなってしまったような場合，その人の信念体系とその人が置かれている現実の状況は，調和しない状態に陥っていると言えますが，その不調和に気づくのは，スピリチュアリティの働きがあればこそ，なのです。当然，その信念体系をもち続けるかぎりは，その人の「苦痛」は続くでしょう。自らの信念体系が，自らに対して，「お前は生きる価値がない」と語り続けるのですから。しかし，同時に，その不調和を解消しようとする方向に機能するのもまた，この同じ能力なのです。

　これは，科学における理論（仮説）と現象（観測結果，観察結果）の関係に似ているように思われます。科学においては，理論があり，その理論では説明がつかない現象が見つかった場合，その現象の信憑性が問われると同時に従来の理論の確かさも問われます。そして，一時的な混乱，論争とさらなる観察，観測の時を経て，新たに見つかった現象には間違いがないと考えられる場合，やがては従来の理論の修正が迫られ，新しい現象をも説明することができる新しい理論の登場を得て，動揺が収まるのです。もちろん新しい現象について説明することができた新しい理論も，仮説であることに変わりはなく，やがてその理論にも合致しない新たな現象が知られるようになった場

合には，再び動揺が始まります。こうして，現象と理論の調和と不調和を繰り返しながら，理論の深化が図られていくのです。「個人の信念体系」を「理論（仮説）」に，「個人が置かれた状況」を「現象（観測結果，観察結果）」に置き換えて考えてみるならば，同じ構造を見て取ることができるでしょう。

スピリチュアリティは，人生の危機の時はもちろんのこと，それ以外の時でも常態的に機能している人間の能力の一つです。人間（human-being）は，苦難が襲ってきた時にだけスピリチュアルな存在（spiritual-being）になるのではないのです（より詳しく学びたい人のためのコーナー⑩ ☞ 142ページ）。

## スピリチュアリティは特定の方向性をもつものではない

第二に，スピリチュアリティは，人が自らの生きる意味や目的，希望を見つけ出そうとして働くというような，ある一定の方向性（この場合は，プラスの方向性）だけをもつものではありません。

スピリチュアリティは，残念ながら，プラスの方向にだけ働くというような都合のよいものではないのです。もうこんな人生は終わりにしてしまおうと「自己否定の方向」に考えるのも，絶望に至るのも，それはスピリチュアリティのなせる業なのです。ある一定の（＝プラスの）方向に働くものだけをスピリチュアリティと定義するのは，気持ちはわかりますが，これは，治療者の希望や願望を定義のなかに押し込めてしまっているのです。

もちろん，私もプラスに働くスピリチュアリティであってほしいとは思いますが，実際問題として，スピリチュアリティという機能が備わっているがゆえに，人間は苦しい思いをするという現実があることは，否定しようもない事実です（より詳しく学びたい人のためのコーナー⑪ ☞ 142ページ）。スピリチュアリティは，自己の状態に対する気づきをもたらすというその機能のゆえに，人間に苦しさ，辛さをもたらしうるものでもあるのです。スピリチュアリティという能力を欠いている，あるいは不足している（人間ほどのスピリチュアリティ能力が備わっていない），他の生物やロボットは，人間のように世をはかなんだり，自分の置かれた状況を苦に自殺しようとしたりはしません。

また，別の観点からは，次のように言うこともできます。すなわち，スピリチュアリティにプラスの方向性をあらかじめ組み込ませてしまっているような定義は，スピリチュアリティの定義のなかに，ケアの観点における方向

第5章　スピリチュアリティとは何か

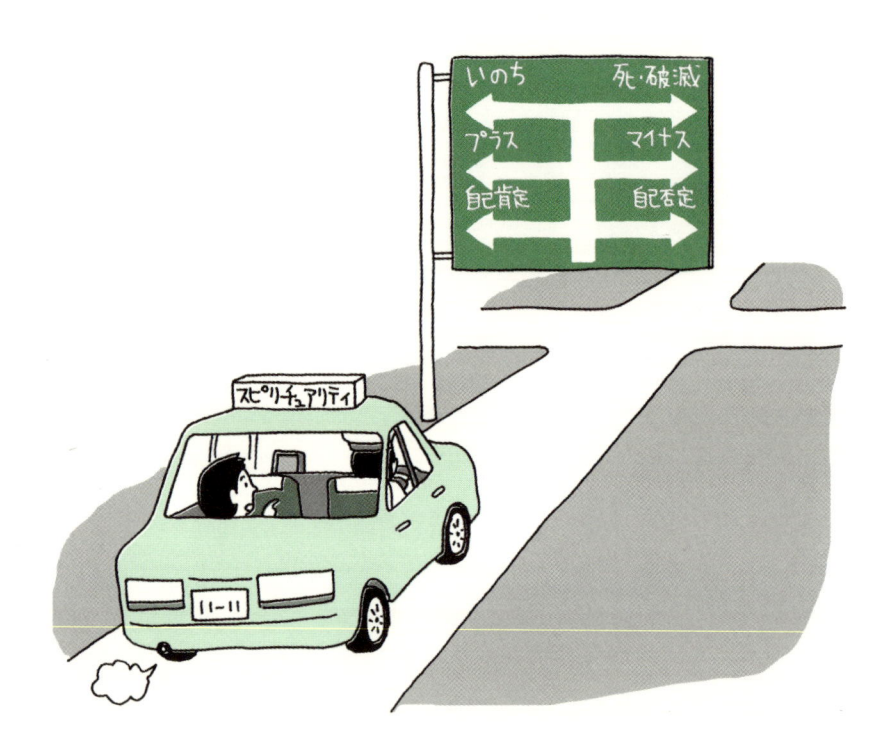

性までを紛れ込ませてしまっているのである，と（より詳しく学びたい人のためのコーナー⑫☞ 142ページ）。

　しかし，スピリチュアリティ自体は，肯定的なものでも否定的なものでもなく，それは一つの人間の能力であって，中立的なものです。スピリチュアリティが「いのちの方向」に働くことは望ましいですが，「死や破滅の方向」に働くことだってあるのです。どちらの方向にも働かないこともあります。そういうものです。だからこそ，スピリチュアリティが「いのちの方向」に作用するような働きかけ（スピリチュアルケア）が必要なのだ，とも言えるでしょう（より詳しく学びたい人のためのコーナー⑬☞ 143ページ）。

## スピリチュアリティが向かう拠りどころ

　第三に，スピリチュアリティが向かう拠りどころの問題がありますが，これをスピリチュアリティの定義に盛り込むという，多くの論者が採っている方法は選択しませんでした。

ただし，私たちは，自らを支えうる意味や価値をどこに見出そうとするのか，という問題は，スピリチュアリティの定義や本体の考察とは別に，考えておく必要があります。

　たとえば，スピリチュアリティは，「自分の外にある大きなものに新たな拠りどころを求める」ように働くことは，確かにあります。これに関して少し考えてみましょう（このあたりの議論は，おそらく，社会の共同幻想，すなわち，その共同体の構成員の多くが抱いている「社会の信念体系，物語」が，どのようなものであるかが重要であると考えられます）。

　現代社会は，「自分の外にある大きなものに新たな拠りどころを求める」という傾向が，以前よりも弱くなっているのではないでしょうか。少なくとも，かつては独占・寡占状態の「自分の外にある大きなもの」の存在が当たり前であった状況が，著しく多様化していることは間違いありません。現代社会は，拠りどころが多様化している社会と言えます。

　かつては強固であった共同体の宗教的な共同幻想は，共同体自体の崩壊や価値の多様化に伴って，現在では著しく弱体化してきています。すなわち，宗教的なモノの見方が文化的背景として確かに存在する社会，宗教的な共同幻想がしっかりと根づいている社会が破壊されてしまったことによって，かつて独占・寡占状態でその共同体の構成員の心のなかに存在していた「自分の外にある大きなもの」が，自明の拠りどころとはなりえなくなった状況が，拡大してきているように思われます（より詳しく学びたい人のためのコーナー⑭ ☞ 144ページ）。

　そして，宗教的な共同幻想が破壊されてきた現在，日本人の場合に，スピリチュアリティの向かう拠りどころは，多くの場合において，「家族」または「家族の絆」であるように感じますが，そのことも，実は，深いところで，日本における土着の宗教的共同幻想と，本来，分かちがたく結びついたものの考え方であるのかもしれません。

　いずれにしても，その社会が顕在的・潜在的に抱いている共同幻想がどのようなものであるかは，かつてほどの強力な力を，選択の余地のないやり方で個人に及ぼすことはないとしても，やはり現代においても依然として重要な問題であることには違いありません（より詳しく学びたい人のためのコーナー⑮ ☞ 144ページ）。

## スピリチュアルな状態への関心はスピリチュアルペインの発生以前からもつべき

　第四に、スピリチュアリティの定義は、スピリチュアルペインに対処するためという臨床家の現実の必要性に迫られて形成された便宜的な定義ではないほうがいいでしょう。すなわち、「初めにスピリチュアルペインありき」の定義、また、その解決を意図したような定義ではないほうが望ましいと考えます。そして、そのような「臨床家の意図」という前提を置かない定義、脳科学との接点をもちうる定義であるほうが、今後の学問的深化を図るうえでも有益でしょう。

　また、スピリチュアルペインの存在を前提とするような定義は、明らかなスピリチュアルペインが認められないように見えるケースにおける普段のケアをおろそかにする可能性があります。ケア対象者においてスピリチュアルペインが認められようと認められまいと、スピリチュアルな面に対する関心と配慮をもつこと、すなわち、広い意味でのスピリチュアルケアを常に提供しようとする姿勢をもつことは、臨床家にとって大切な心構えです。

　この点に関しては、緩和医療専門医の林章敏氏が指摘しているように、スピリチュアルペインとして顕在化する前の段階から、スピリチュアルペインにまで至らないようにするためのかかわり〔林氏は、これを「スピリチュアル・コミュニケーション」と呼んでいます（より詳しく学びたい人のためのコーナー⑯ ☞ 144ページ）〕を意識してもつことが、とても重要なのです。そして、そのことをはっきりとわからせてくれるためには、スピリチュアルペインの存在を前提とし、その解決を意図するかのようなスピリチュアリティの定義ではないほうが、好ましいのです。

　要するに、今現在は特段のスピリチュアルペインをもっていないように見受けられる患者や家族に対しても、臨床家は広い意味でのスピリチュアルケアを提供する必要があるのであり、人間における意味や価値の次元に配慮すべきです。スピリチュアリティを「『スピリチュアルな経験』を生み出す人間の能力」としてとらえるならば、あらゆるケアを提供する際に、それがケア対象者においてプラスの意味をもつ「スピリチュアルな経験」となるように配慮することにもつながるでしょう。

## 学際的研究へと導くスピリチュアリティの定義

　第五に，スピリチュアリティの本体を，「シンボル化能力」+「メタ能力」ととらえることは，スピリチュアリティとは何かという問題を，脳科学にリンクさせることになります。

　すなわち，スピリチュアリティの問題は，「意識」問題を探求する脳科学の問題と関連させて考えることができるようになります。

　そして，そのことによって，臨床に重きを置くスピリチュアルケア学と自然科学的手法を用いる脳科学の両分野間で，相互に有益な示唆を与え合う関係を形成する可能性が拓かれます。ともに，「人間とは何か」「意識とは何か」という究極の問いに奉仕する大きな可能性をもっている分野として協力し合うことができます。すなわち，スピリチュアリティは，人間の「意識」における最も人間的な，その意味で最も重要な，要素であるのではないか，と私自身は考えていますが，スピリチュアリティは，まさにこの人類に残された最大の問題の一つである「意識」の問題とつながっているのです。その意味で，スピリチュアリティに関する問題は，諸科学における最も深遠かつホットなテーマの一つなのです。

　もちろん，諸学の女王である哲学においても，「意識」という大問題は，一貫して大きなテーマであったわけですから，哲学ともおおいに協力し合えるであろうことは言うまでもありません。

## 最後に……

　そもそも，根本的な出発点として，「シンボル化能力」+「メタ能力」が，人間に備わっていなかったとしたら，どうなのだろうか？ということを考えてみましょう。

　私たち人間に「シンボル化能力」+「メタ能力」が備わっていなかったとしたら，おそらく身体の痛みなどの「苦痛」は生じうるとしても，スピリチュアルペインのような「苦痛」は発生しようがありません。概念としてとらえる能力や自分を省みる能力がなくても，天敵にガブリと咬みつかれたら痛みは感じるでしょうし（より詳しく学びたい人のためのコーナー⑰☞144ページ），崖から落ちて肢を骨折すれば移動するたびに痛いでしょう。しかし，概念と

してとらえる能力や自分を省みる能力がなければ，未来も過去もなく，したがって将来の不安も過去に対する後悔もなく，自分が置かれている状況に思いをはせて我が身の不幸を嘆いたり，不遇を悲しんだりすることもありません。スピリチュアルペインは生じえません。「スピリチュアルな経験」も生じえません。「スピリチュアルな経験」がないのであれば，スピリチュアルケアも意味をなしません。そもそも本書で扱う内容すべては不要です。

　しかし，人間には，幸か不幸か，「シンボル化能力」と「メタ能力」が備わっています。この能力，すなわちスピリチュアリティという人間の能力が，「スピリチュアルな経験」を生み出し，スピリチュアルペインを生じさせ，スピリチュアルケアを意味あるものにしているのです。つまり，本書で扱っているような内容を論ずる必要があるのは，私たち人間が，スピリチュアルペインと呼ばれるような心的状態をしばしば経験する存在であり，「それはなぜか？」と，問うならば，そのスピリチュアルペインを生じさせるために必要な能力が私たち人間には備わっているからだ，ということになります。そして，「では，その能力とははたして何であるのか？」と，さらに問うならば，それは，人間の「シンボル化能力」と「メタ能力」である，と私は（現時点では）考えます。

　川の源流を探し求めて山に分け入って，小さな湧水の場所を発見するように，そもそも本書で扱っているような，きわめて人間的と考えられる経験を生み出しているおおもとを，根源にまでさかのぼって探してみると，「意識」の内のきわめて人間に特徴的な能力に行き着いた（より詳しく学びたい人のためのコーナー⑱☞145ページ），ということなのです。

【文献】
1）クリストフ・コッホ／土谷尚嗣，他（訳）：意識の探求—神経科学からのアプローチ（下）. pp428-429，岩波書店，2006.

## より詳しく学びたい人のためのコーナー

① [☞ 125 ページ] もちろん，これは，コッホ自身が述べているように，ただ単に意識の機能について網羅的に列挙したものにすぎないのであって，これらのなかには同じものの別の表現であったり重なり合ったりしているものもあるだろう。とにかく，意識の研究に関しては未だ全くの発展途上と言わざるをえない状況なのである。とりわけ，意識の起源の問題は，物質や生命の起源と並んで人類に残された最大かつ最後の難問である。「宇宙」「生命」「意識」は，私たち人類の永遠の謎である。

② [☞ 125 ページ] ソシュールは，人間特有の（とソシュールは考えた）生得的なシンボル化能力，すなわち，人間が概念的思考をすることを可能にする，文化の根底にある抽象化能力を，ランガージュ（langage）と呼び，これこそが，人類を他の動物から弁別するしるしとなる能力であるとした。丸山（＝ソシュール）によれば，「『自己』とか『過去』，『未来』といった概念は，本能の図式にあらかじめ描かれていない非在を恣意的に存在せしめる人間特有のシンボル化能力の所産」である（丸山圭三郎：文化のフェティシズム．p78，勁草書房，1984）。以下に，ランガージュとシンボル化能力について参考になるであろう箇所をもう少し引用しておくので，理解の助けにしていただきたい。

「ソシュールによると，ランガージュなる概念は，単に言語能力とか言語活動という訳語から想像される意味をはるかに超えた〈シンボル化能力〉の謂である」「ヒトはランガージュを持ったために，時間・空間において身体の生物学的限界をはみ出す思考が可能になり，記憶による過去をもち，予見・計画に基づいて未来の行動をイメージすることが可能となって欲望が生まれた。（略）シンボル化能力としてのランガージュは，それ自体が一つの過剰であると同時に，過剰物を持ちたいという欲望の源でもある」（丸山圭三郎：ソシュールを読む．p270，pp284-285，講談社，2012）

「ソシュールは，まず人間のもつ普遍的な言語能力・抽象化能力・カテゴリー化の能力およびその諸活動をランガージュ langage と呼び」「ランガージュの所有は，その間接性，代替性，象徴性，抽象性によって人間の一切の文化的営為を可能にせしめた」「ランガージュこそ人間が自らをとりまく世界を認識する唯一の道具であり，世界を〈精神の所有物 das Eigentum des Geistes〉化する力である」（丸山圭三郎：ソシュールの思想．pp79-81，岩波書店，1981）

「〈非在〉をあたかも positive な実体であるように現前せしめるのは，シンボル化能力のみが有する魔術がなせる業であろう。人間の幸，不幸はすべてここに源を発していると言わねばならない」（丸山圭三郎：文化のフェティシズム．p81，勁草書房，1984）

この最後に引用した文章などは，スピリチュアリティを問題にしている私たちには，特に，なるほどそうだと納得させられる強い説得力がある。人間にスピリチュアリティという能力が備わっていればこそ，天にも舞い上がるようなスピリ

チュアルな喜びを経験することができ，同時に，奈落の底に突き落とされたようなスピリチュアルな痛みを味わいうる。まさに，人間の幸，不幸は，ここスピリチュアリティに，その源をもつ。

なお，最近，人類の言語獲得のプロセスにおいてフォークヘッド・ボックスP2（FOXP2）という遺伝子が重要な役割を果たしているとも言われているが，まだ確定的なことは何も言えない状況である。私たち人間は，外界を分節（概念化）する能力，すなわちシンボル化能力の発達とともに，脳内の神経ネットワークが高度に複雑化し，言語能力を獲得するに至り，やがて体系的言語が構築されたと考えられるが，その生物学的起源の探求が，現在，進められている。

③ ［☞ 126ページ］一言で自意識と言っても，おそらく，その内容は深浅さまざまであろう。ミラー・テスト（動物が鏡に映った自己の像を自己と認知できるかどうかのテストで，顔など動物自身には直接に見えづらい場所にマークを描いたうえで鏡を見せ，そのマークが自分についていることを前提とした行動をとるかどうかを見る）で自意識の有無を判定するかぎりにおいては，人間以外のごく限られた種類の動物にも何らかの自意識があると考えられている。ただし，あくまでもこれはミラー・テストで判定されるレベルの自意識であるにすぎないことは，強調しておきたい。

「ヒトと類人猿が自分を個として見ていることは以前から知られていた。ところが最近，大きな脳とよく発達した社会行動を持つ他の動物も自分を認識できる事実が明らかになってきている。イルカとアジアゾウは鏡に映った自分の姿を見て，自分だと分かる。それどころか，野生のイルカは自分を表す特別な音を持っていて，仲間同士を識別している。私たちが通りすがりの人に名前を呼ばれれば振り返るように，イルカも自分の名前代わりの音を承知しているのだ」〔ケヴィン・ネルソン／小松淳子（訳）：死と神秘と夢のボーダーランド：死ぬとき，脳はなにを感じるか．p80, インターシフト，2013．一次資料としては，Plotnik JM, et al: Self-recognition in an Asian elephant. Proc Natl Acad Sci U S A 103(45): 17053-17057, 2006 や Reiss D, et al: Mirror self-recognition in the bottlenose dolphin: a case of cognitive convergence. Proc Natl Acad Sci U S A 98(10): 5937-5942, 2001 などを参照〕

また，自意識の問題を考える時に興味深いのが，スピンドル・ニューロンである。「原猿などの単純な猿から人間へと進化する過程で，皮質の『体積』は数百倍にも増えた。ところが，皮質のニューロンの『種類』は，それに比例して増えてはいない。興奮性のニューロンとしては，大型，小型のピラミダル・ニューロンやとげ状星形ニューロンがある。抑制性のものには，バスケット・ニューロン，とげなし星形ニューロン，ダブルブーケ・ニューロンなどがある。抑制性ニューロンには，まださまざまな種類がある。これら各種のニューロンは，どの哺乳類でも見つかっている。今までに見つかっている唯一の例外としてスピンドル・ニューロンがある。スピンドル・ニューロンは巨大な細胞で，前頭葉内の二つの

皮質部位にしか存在しない。人間の脳には高密度で存在するが，類人猿では密度が低い。サル，ネコ，およびネズミでは，まったく見つからない。自己制御や自意識に関係があるのではないか，とちょっと我々を興奮させるニューロンである。（略）スピンドル・ニューロンは，新生児では，まだ発達していないが，成人になると前部帯状皮質（ACC）に4万個，前島（FI）という前頭葉の部位に10万個ぐらいの数に増える」〔クリストフ・コッホ／土谷尚嗣，他（訳）：意識の探求―神経科学からのアプローチ（上），pp136-137，岩波書店，2006〕

　これだけのことから確定的なことはもちろん何も言えないが，スピンドル・ニューロンが自意識とどのような関係にあるだろうか，と私たちに考えさせる事実ではある。少なくとも，スピンドル・ニューロンが自意識の発生に関して何らかの役割をはたしている可能性は，否定できない。

④ [☞ 126ページ]「個別的な意味や価値」を構成するためには，必ずしも「世界」から分離された「私」意識は必要ではない。第3章の「より詳しく学びたい人のためのコーナー④」（☞ 101ページ）に述べたように，「身分け構造＝環世界」としての意味や価値も「個別的な意味や価値」であるが，個体がこれを構成するのに自意識をもつ必要はない。「スピリチュアルな経験」やスピリチュアリティ，スピリチュアルペインを論ずる時に問題とされるのは，あくまでも「シンボル化能力」の存在を前提とする「言分け構造」としての「個別的な意味や価値」，すなわち，「私」という概念や「私が私である」という自意識を，しっかりともったうえでの「個別的な意味や価値」なのである。

⑤ [☞ 126ページ]【メタ認知の神経基盤】脳損傷患者の症例研究では，前頭前野（prefrontal cortex）がメタ記憶あるいはメタレベルの認知過程と深くかかわっていることが示唆されている。課題遂行時とそれに関する二次的（メタ認知的）行動時の神経活動，あるいは人間以外の動物では個々の細胞の電気的活動を独立に記録する手法も取り入れられている。しかし，それらの手法ではメタ認知的過程に関する神経表現と行動そのものに関する神経表現の切り分けが課題となっている。神経精神病の症例研究において，自身の病状のある面に関する洞察と他の面に関する洞察が全く結びつかないケースがある。また統合失調症患者のfMRI研究では，統合失調症の患者では健常者と異なり，自省時に前内側前頭前野（anterior medial prefrontal cortex）の活動がみられないことが報告されており，内側前頭前野とメタ認知の関連が指摘されている〔以上，入來篤史「メタ認知」（ウェブサイト「脳科学辞典」）から抜粋〕。

⑥ [☞ 127ページ] 思うに，自己を自己以外の「世界」から分けること，すなわち「世界」を自己と非自己に分けるということは，最も原始的な「シンボル化能力」の所産と言えるのではないだろうか。

⑦ [☞ 127ページ] ただし，何がしかの「自意識」をもつと考えられている動物全体で考える時，それぞれの種における「シンボル化能力」「メタ能力」には，さまざまなレベルが存在し，それぞれの能力のレベルに応じた「自意識」というものが

あるのであろう。おそらく、同じヒトにおいても、個体によって、また成長の段階に応じて、「自意識」のレベルの違いは存在することは間違いない。赤ちゃんの自意識と成人の自意識とは、全く異なるであろう。

⑧ [☞ 128ページ] これから私が展開していく議論を十分に理解してもらうために、この問題におけるわが国の第一人者である窪寺俊之氏によるスピリチュアリティに関する代表的な定義を紹介しておくので、興味のある方は、目を通しておいていただきたい。

「スピリチュアリティとは、人生の危機に直面して生きる拠り所が揺れ動き、あるいは見失われてしまったとき、その危機状況で生きる力や希望を見つけ出そうとして、自分の外の大きなものに新たな拠り所を求める機能のことであり、また、危機の中で失われた生きる意味や目的を自己の内面に新たに見つけ出そうとする機能のことである」（窪寺俊之：スピリチュアルケア入門. p13, 三輪書店, 2000）

⑨ [☞ 131ページ] 大きな水たまりを「池」とか「湖」と呼ぶように、程度の違うものを別の特別な名前で呼ぶことはそう珍しいことではないので、そういう意味では、危機的状況においてスピリチュアリティが活発に機能する場合に、それを特に「スピリチュアリティの覚醒」と呼ぶ、ということは、あってもかまわないとは思う。しかし、その場合でも、そこで何か特別なものが機能し始めたり、何かが新たに発生したりしたわけではない、ということは、はっきりと指摘しておきたい。

⑩ [☞ 133ページ] 人間（human-being）は、危機的状況以外の時でもスピリチュアルな存在（spiritual-being）である。しかし、それは、「human-being = spiritual-being」であることを意味しない。なぜそのようなことを、ことさらに強調するのかと言えば、それは、「たとえそのヒトが、spiritual-being ではなかったとしても、human-being ではある」と断言する必要があるからである。すなわち、「スピリチュアルな経験」を可能にするスピリチュアリティの能力が、未だ十分には備わっていなかったり、すでに失われていたとしても、その彼／彼女が、最大限に尊重されるべき人間（human-being）であることにいささかも変わりはない、ということだけは、はっきりと述べておかなければならないのである。

⑪ [☞ 133ページ] 視力があるがゆえに、美しい風景や見たい景色だけではなく、おぞましい光景や見たくない現実も見える。聴力があるがゆえに、心地よい音色や聞きたい話だけではなく、心がかきむしられるような嫌な音や聞きたくない言葉も聞こえる。知力が備わっているがゆえに、優れた科学技術を発展させて生活を豊かで便利にするとともに、原子爆弾で大量虐殺を行う。同様に、スピリチュアリティという人間の能力は、人を苦しめもし、人を活かしもする。

⑫ [☞ 134ページ] 窪寺氏は、自身のスピリチュアリティの定義からもわかるように、スピリチュアリティについてプラスの性質を仮定している。窪寺氏によると、スピリチュアルペインの主な原因は二つに要約することが可能であり、一つは、

「人間の存在を支え，守り，位置づけている大きな存在との関係の断絶」であり，もう一つは，「自分自身との断絶から起こるもの」である。窪寺氏は，前者を「超越性」「超越的方向」と呼び，後者を「究極性」「究極的方向」と呼ぶ。そして，「人間の中には，危機の中でも生きることができるように，解決を超越的方向と究極的方向へ模索することで自己防衛できるような『仕掛け』が組み込まれている。それがスピリチュアリティである」「スピリチュアルケアは，患者自身が超越的なものや究極的なものに気づくための援助である」と述べる〔窪寺俊之：スピリチュアルペインの本質とケアの方法．緩和ケア 15(5)：391-395，2005〕。

　窪寺氏のスピリチュアリティの定義（☞ 142ページの⑧を参照）は，スピリチュアリティを，それ自体何か「善いもの」として定義しようとしている気配が色濃く感じられる。しかし，実際のスピリチュアリティそのものは善いものでも悪いものでもなく，特定の決まった方向性をもったものではない。特定の決まった方向性をもつものだけをスピリチュアリティ（の働き）と定義するのは，現実に即していない。スピリチュアリティは中立的なものであるからこそ，時にはそれが望ましい方向に働くよう導いていく必要があるのである。スピリチュアリティが本来的に善なのであれば，それが働きさえすれば（よく使われる表現では，「覚醒」しさえすれば）よいのであるが，臨床家であればしばしば経験するように，現実問題としては決してそんなことはなく，スピリチュアリティがフル稼働することによって，かえって患者は辛くなることも多い。具体例を挙げるまでもないだろうが，たとえば，スピリチュアリティの働きによって，人は，自分で自分の世話もできない自分自身や，家族に迷惑をかけている（かもしれない）自分自身や，周囲の人たちに疎まれている（かもしれない）自分自身や，少ない時間しか残されていない（かもしれない）自分自身や，神や仏に見捨てられたかのような苦しみのなかにある自分自身を省みて，辛い思いになったりするわけだ。スピリチュアリティは，それ自体はプラスにもマイナスにも作用するのであって，必要に応じて，望ましいあるべき方向に作用するように援助しうるか否かが，臨床家にとって，まさに重要な問題なのである。

⑬ 〔☞ 134ページ〕ちなみに，スピリチュアルペインを「スピリチュアリティの機能不全」から生じるものとしてとらえる論者がいるが，これも，スピリチュアリティなるものがそもそもプラスの方向に作用するものと定義した結果，そのような結論に至っていると言える。しかしながら，ある日突然，過酷な状況に置かれることになった人が（たとえば，終末期癌の宣告をされる，突然の大災害に遭遇してすべてを失う，など）スピリチュアルペインを抱くようになることを，「スピリチュアリティの機能不全から生じたもの」ととらえることは，あまり妥当とは思えない。むしろ，スピリチュアリティが正常に機能すればこそ，その人はスピリチュアルペインを抱くに至ったと言うべきである。もちろん，その人の人生がそこで終わってしまうのでさえなければ，その人のスピリチュアリティは，さらに働き続けて，自らの苦悩を乗り越えるべく機能することもあるのであって，

そこに，スピリチュアルケアの可能性も存在している。
⑭ [☞ 135ページ] 少数者の立場が守られ，少数者でいることが許容されるという意味において，私自身は，このような傾向を必ずしもマイナスにはとらえていない。国家が特定の思想や宗教を市民に押し付けるようなかつての過ちは，決して繰り返してはならないからである。
⑮ [☞ 135ページ]「私たちの祖先は信心深く，死に及んで動じませんでした。善男善女は来世も人間に生まれかわれることを信じ，念仏者は死ねば浄土に行けることを疑いませんでした。『一枚起請文』や『歎異抄』がひろく読まれたのも極楽直通の乗車券に思われたからでしょう。信じる者の死がどんなに安楽であったかは，千年も前の『日本往生極楽記』や『大日本国法華経験記』に収められています。（略）近世になって来世で救われる念がややうすると，私たちの祖先は死に面しての安心を家の安泰に求めたようです。妻や娘や嫁の手厚い世話に家の厚みと暖かさを感じ，いまわのきわには家族をまわりに集め，家の後事をたのみ，生前の礼をのべました」（松田道雄：安楽に死にたい．pp5-6, 岩波書店，1997）
　もっとも，松田氏のこの文章は，今や信仰は失われ，家の絆も断たれ，死が近づくと病院に入れられて，とことん無意味な延命治療がなされる悲劇的な状態にある，という内容へと続いていくのであるが，神と人とが1対1で対峙する宗教をもつ個人主義的傾向の強い欧米社会と比べると，私たちの社会においては，超越者への信仰よりも家族・親族との絆に拠りどころを求める傾向は強いと思われる。この問題については，一般市民 2,548 人および遺族 513 人を対象として日本人が「望ましい死」を迎えるために必要だと考えていることを調査した研究（Miyashita M, et al: Good death in cancer care: a nationwide quantitative study. Ann Oncol 18: 1090-1097, 2007）が，一つの示唆を与えてくれている。これによると，日本人が自分の死に際して重要と考える項目として，「自分を超えた何かに守られている」「信仰をもっている」などの信仰や宗教的信念に関連する項目は 40％前後であったのに対して，「家族と一緒に過ごす」「家族に気持ちを伝えられる」「家族から支えられていると思える」「亡くなる時，家族がそばにいる」などの項目はいずれも 90％前後の高値であった。
⑯ [☞ 136ページ]「魂（理性やスピリチュアリティ）には，『納得』が必要である。人として生きていることが実感できる納得である。愛や所属，自我自尊，自己実現を感じることができれば納得できる。それらを日ごろから感じられるようなコミュニケーションが必要である。これをスピリチュアル・コミュニケーションと呼びたい。難しいことではない。人を大切にすればいい」〔林章敏：死に臨むケア．死の臨床 36(1)：23-24, 2013〕
⑰ [☞ 137ページ] もっともこれは，あまり適切な例ではないかもしれない。いつも私たちの知的興味をかき立ててくれる脳神経科学者ラマチャンドラン氏の本には次のような興味深い記述がある。
　「探検家のデイヴィッド・リヴィングストンがライオンに襲われた時の有名な

話があります。彼は自分の腕が食いちぎられたのを見ても，痛みはおろか恐怖さえ全く感じなかったと言います。いっさいがひとごとのように，あたかも遠くから出来事を眺めているように感じられたのです。戦場の兵士たちや，レイプにあった女性たちにもこれと同じことが起こる場合があります。そのようなよくよくの緊急時には，前頭葉の前部帯状回が極端に活性化します。これが扁桃体その他の情動中枢を抑制もしくは一時停止するために，不安や恐怖など，無力化を起こしうる情動が一時的に抑制されます。しかし同時に，前部帯状回の活動性は，極度の覚醒と警戒を生み出して，必要になるかもしれない防御反応に備えます。緊急時には，情動を切り捨て，同時に警戒を高める，ジェイムズ・ボンドばりの組み合わせが有用であり，私たちを危害から守ってくれるのです」〔V.S. ラマチャンドラン／山下篤子（訳）：脳の中の幽霊，ふたたび．p131．角川書店，2005〕。「よくよくの緊急時」においては，幸いなことに，私たちは痛みを感じなくなるものでもあるらしい。

⑱ ［☞ 138 ページ］もちろん，「どこまでさかのぼるか」が重要だ。あまりにさかのぼりすぎては意味がなくなってしまう。たとえば，スピリチュアルペインが生じるのは，あるいは生じる可能性があるのは，そもそも「人間という存在があるからだ」とか，「宇宙があるからだ」とか，そこまでさかのぼらずとも「意識があるからだ」という言説を提示するとすれば，それは確かに間違いではないかもしれないけれども，あえて提示する意味はないと考えられる。意味のある遡及はどこまでなのか？ 意味のある源流探しはどこまででやればいいのか？ と考えた時に，「シンボル化能力」＋「メタ能力」という，「意識」を構成する能力の一つに（少なくとも現時点では）突き当たるように思うのである。現時点において，これ以上にさかのぼってもあまり意味はないだろうと（逆に言えば，ここまではさかのぼる意味があるだろう）と思われる限界地点が，この「シンボル化能力」＋「メタ能力」なのではないか，と考えている（もちろん，脳科学の進歩に伴って，スピリチュアリティ，すなわち，「シンボル化能力」＋「メタ能力」の本体は，さらに明瞭に指摘できるようになっていくに違いない）。また，このようなとらえ方をして初めて，スピリチュアリティを脳科学の俎上にも載せて考えることができるようになると思うのである。ただし，スピリチュアリティの問題を，そもそも脳科学の土俵に載せること自体に嫌悪感を抱く人もいるに違いない。「スピリット（spirit）は，脳に還元できるようなものではなく，身体とは別個に存在するものだ」，という考え方もあるだろう。身体（当然，脳もこれに含まれる）とは別個に spirit が存在するかどうかは，少なくとも今のところ，不可知である。しかしながら，少なくとも，脳が私たち人間の「スピリチュアルな経験」におけるインターフェースの役割をはたしていることは，おそらく事実であろう。現時点では，脳を知ることが，スピリチュアルな問題を考えるうえでの重要なステップであることは間違いないだろう（ちなみに申し上げておくと，以上のような議論を展開しているので意外に思われるかもしれないが，私自身は，脳を含む身体とは

別に spirit は存在すると「信じている」者である。いずれにしても，これは，「知」ではなく，「信」のレベルの問題である。「信」のレベルでは，人によって見解の相違があって当然だ。互いに認め合うことが大事だろう）。

# Q&A

**スピリチュアリティというのは,「能力」なのですか？**

スピリチュアリティの語はどのようにして生まれ,どのような使われ方をしてきたのか。あるいは,ある社会においてスピリチュアリティの語はどのような意味で使われてきたのか,また現在使われているのか,というような切り口で,「スピリチュアリティとは何であるのか」を問うのが,むしろ普通のやり方でしょう。そういう研究はたくさんあります。しかし,本書では,臨床的有用性の観点から,発想をまるっきり変えてみました。スピリチュアルペインやスピリチュアルケアが問題になること自体からも明らかなように,人間には「スピリチュアルな経験」を可能にする高度な能力が備わっている。それを指す概念は,当然あってしかるべきだ。そして,それを指す言葉としては,やはり「スピリチュアリティ」の語がふさわしい。そんなふうに考えて,スピリチュアリティの語に一役買ってもらうことにしたわけです。そして,その能力とは,人間を人間たらしめているような能力であり,今後の研究により明らかにされていくことが期待される能力なのです。

**シンボル化能力やメタ能力というのは,人間だけに与えられている能力なのですか？**

少なくとも,人間において特に発達している能力であることは間違いありません。それ以上のことは,残念ながらわかりません。これからの課題です。ただ,当然のことながら,この能力にも,0か100かではなく,いろんなレベルがあるはずです。もちろん,これらの能力が0である生物種が多いのだろうとは思います。しかし,ヒトを含めて,これらの能力が0ではない種もある,ということです。ヒトも含めてこの能力が備わっている種においては,種間においても,個体間においても,一個体における生育時期においても,他の能力と同様に,0から100までのさまざまなレベルでその能力が存在している,ということなのでしょう。

### コラム②「ゾンビシステムと意識システム」

　私たちは，日常生活のたいていの行動を意識しないで行っています。

　このような，意識しないで素早く簡単に自動的に決まった行動をこなす効率的な知覚・運動システムのことを，「ゾンビシステム」と言います。

　これに対して，「意識システム」とは，意識を働かせ，時間をかけて考えたり，調整したり，選択したりする知覚・運動システムです。

　経験したことのない状況や，めったにない状況の処理を担当するのは，「ゾンビシステム」より時間がかかるし巧緻性も低いけれども，状況に対してより柔軟に対応することができる「意識システム」のほうです。人類は，「ゾンビシステム」と「意識システム」とを効率よく使い分けるというサバイバル手段を選択してきました。「ゾンビシステム」で対応したほうがよいものは，時に「意識システム」の力を借りながら「ゾンビシステム」に組み入れるという戦略を人類はとってきたのです。そのほうが素早く的確な行動が可能だからです。おそらく脳にとっても，そのほうが，同じ結果を出すのに，より少ない負担（エネルギー消費）で済むのでしょう。スポーツや楽器演奏の技術を習得したり，自転車に乗れるようになったりするのも，最初は「意識システム」を利用しながら，修練を積み，だんだんと意識しないでもできるような状態へともっていく，すなわち「ゾンビシステム」に組み入れていく，という方法を，人間はとっているのです。

　さて，このような視点から，いわゆる「スピリチュアリティの覚醒」という問題について考えてみると，スピリチュアルペインが生じる状況というのは，「ゾンビシステム」では対応できない最たる状況だととらえることができます。「ゾンビシステム」で半ば自動的に対処する，というわけにはいかない，全く未経験の新しい状況に放り込まれるわけですから。当然，このような状況においては，「意識システム」が最大限に作動し，自らが置かれた極限状況に何とかして対応しようとするでしょう。危機的状況における私たちのこのような反応の仕方を称して，「スピリチュアリティが覚醒する」と言っているのかもしれません。

第 6 章

スピリチュアルペイン
とは何か

## 本章の ここがポイント！

★ スピリチュアルペインとは，思いと状態のズレに由来する心の痛みです。
★ 病気という不都合な状態を元の状態に戻そうとするのが，普通に考えられているところの医療ですが，いつも状態を元に戻せるとは限りません。状態の変化に応じて，それに対応できるように思いのほうも自由に変えることができれば，問題はありませんが，そう簡単にはいきませんので，スピリチュアルペインが生じます。
★ スピリチュアルペインを抱く状況というのは決して悪いことばかりではなく，それは，新たに置かれることになった状態にも対処しうる新たな思いへと，私たちを飛躍させる原動力にもなりうるものです。

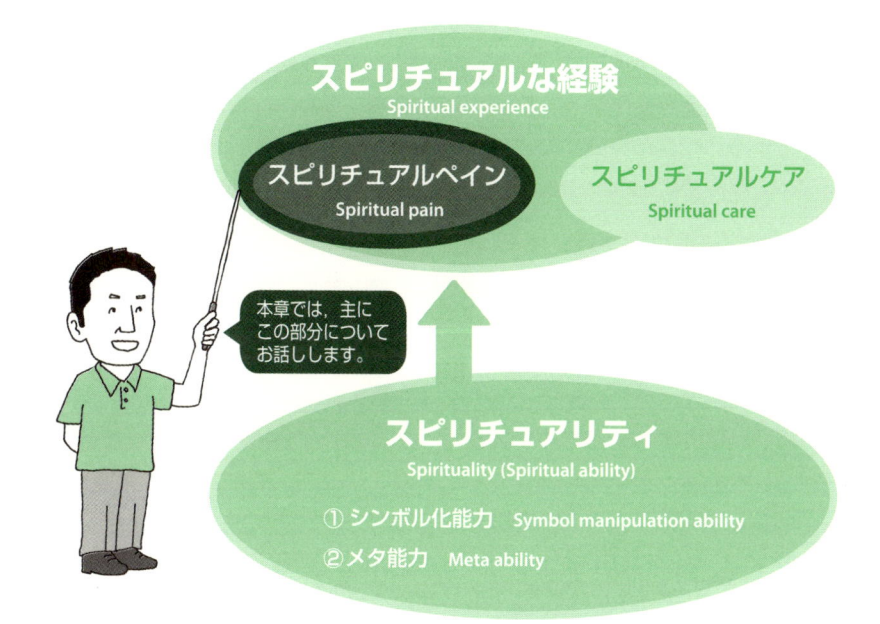

**スピリチュアルな経験**
Spiritual experience

**スピリチュアルペイン**
Spiritual pain

**スピリチュアルケア**
Spiritual care

本章では，主にこの部分についてお話しします。

**スピリチュアリティ**
Spirituality (Spiritual ability)

① シンボル化能力　Symbol manipulation ability
② メタ能力　Meta ability

第6章　スピリチュアルペインとは何か

昨日のことです。
　その患者さんは,「家族にはあまり病室に来てもらいたくないの」と言われました。
　まだ40歳そこそこの女性で,下のお子さんは小学生です。家族との関係は悪くない,というよりも,大変仲のいい,お互いを思いやっている,温かい雰囲気の素敵なファミリーです。
　「なぜですか」と,問いますと,「現実に引き戻されるから……」と。
　「現実……ですか」と,重ねて問うと,「これまでどおりの役割を果たそうとして頑張っちゃうのかな。すごく疲れるの。これまでどおりの姿でずっといてあげたいと思うけど,それはできないことだから,それも辛くなるし。特に下の娘を見てるとね……」と。
　スピリチュアルペインを論じようとする時,厳粛な思いにさせられます。一人ひとりの重い現実に思いをはせないわけにはいかないからです。深く頭を垂れつつ,畏敬の念をもって,論じていきたいと思います。
　しかし,同時に,情緒的に流されないで,隠された構造を見抜くドライな知性を存分に働かせながら,論じたいとも思います。
　もちろん,皆さんの臨床の役に立つように,すなわち,私たちが患者さんたちのよき援助者となりうるようにと,心から願いつつ……。

## スピリチュアルペインを定義する際にも働く志向相関性

　誰かがスピリチュアルペインを定義しようとするならば,その時にも当然,志向相関性の原理は働きます。つまり,スピリチュアルペインを定義する際にも,定義する者がもっている何らかの関心や目的に相関して,それにふさわしい定義が形づくられることになるでしょう。簡単に言えば,何のために定義しようとするかによって,定義の内容は,変わってくるのです。
　したがって,スピリチュアルペインの定義は,定義する者の関心や目的の数程度は存在するでしょう。関心や目的に応じたスピリチュアルペインの定義が複数個あるのは,ある意味,当然のことだとも言えます。
　今,まさに,私もこれからスピリチュアルペインを定義しようとしているわけですが,その定義に関しても,定義する私自身の関心や目的があるに違いありません。果たして,それはどのようなものでしょうか?

さまざまなスピリチュアルペインの定義を見て思うことは，どれも間違ってはいないし，どれもスピリチュアルペインのある側面を表している，ということです。あたかも「象」について，「鼻が長い」とか，「体がすごく大きい」とか，「皮膚がとても固い」などと記述できるように。すなわち，定義する者のさまざまな関心や目的によって，さまざまな姿としてとらえることのできるスピリチュアルペインのある側面を「正しく」指摘している，ということです。

　もちろん，**分節恣意性**の箇所（第2章 ☞ 73ページ）で述べたように，スピリチュアルペインを「世界」から分節する分節の仕方はそもそも恣意的だ，ということもあります。

　私は，これまでに提出されてきたのと同じようなスピリチュアルペインの定義を新しくもう一つ付け加えようとは思いません。私自身の関心は，それらの定義よりもいくらか抽象度を上げて，それらさまざまな定義のどれをも包摂しうるような新しい定義を提示したい，ということです。そして，そうすることを通して，スピリチュアルペインについての共通の土台を提供したいと思います。これこそが，私がスピリチュアルペインを新たに定義するに際しての，最大の関心であり，目的です。

　そして，そのようなことをしようとするのはなぜなのか，とさらに問うならば，繰り返し申し上げているように，臨床的有用性があるものを提示したい，ということがあります。つまり，最終的には，スピリチュアルケアの臨床実践に資するものを提供したい，ということです。

## スピリチュアルペインの定義

　私は，スピリチュアルペインを次のように定義したいと思います。

スピリチュアルペインとは，個人において，彼／彼女が置かれている状態と，彼／彼女が抱いている信念体系との間の調和が崩れたことから生じる辛さである。

　理解の助けとなるように，少しばかりの言い換えをしてみます。「自らの信念体系が許容し支えることのできる自分自身のあり方と，現実の自分自身

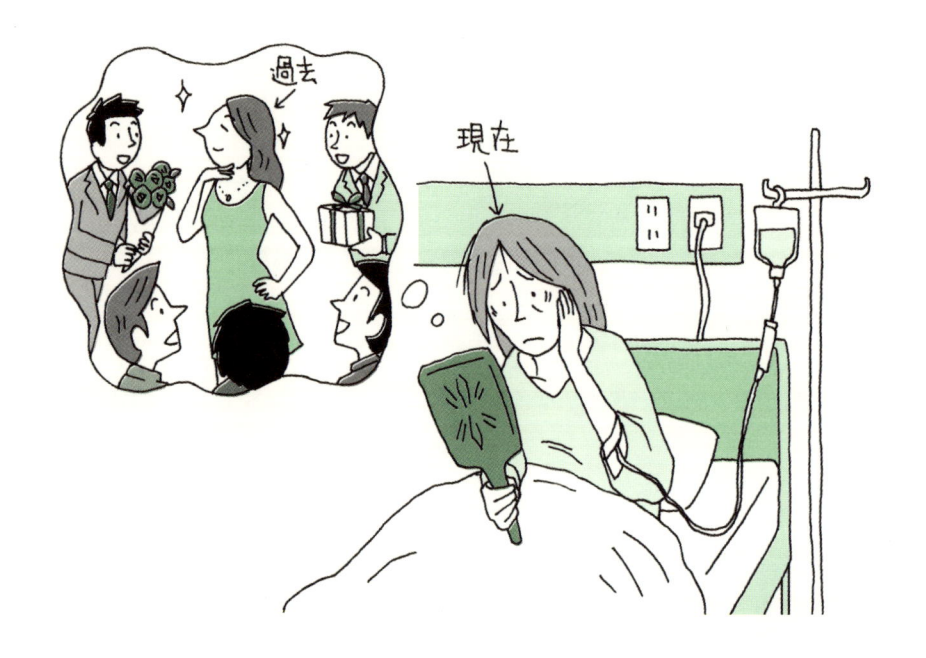

のあり方との間の乖離が，ある程度以上に大きくなってしまった状態に由来する辛さが，スピリチュアルペインの本質である」。

　かえってわかりづらくしてしまったでしょうか？

　やや極端な例を挙げてわかりやすく説明しますと，「健康で美しくて皆から頼りにされていること」に生きている意味と価値があるとする考えが，その考えの持ち主に許容する存在のあり方とは，ある程度の幅の範囲内での「健康で美しくて皆から頼りにされている」自分自身，ということになるでしょう。現実の自分のあり方が，「不治の病で健康が著しく損なわれ，容貌も大きく損なわれ，残りの人生はずっと皆の世話にならなければ生きていけない」状態になってしまったとしたら，その人のその価値観は，自らを支える力にはなってくれないでしょう。その人の内には，スピリチュアルペインと呼ばれる辛さが生じるでしょう。その人の信念体系が変わらないかぎりは。

## スピリチュアルケアと信念体系

　この定義にしたがって，スピリチュアルペインについて少し考えてみます。

現実のほうが，現在の自分が抱いている信念体系が許容できる状態にまで変化することが容易に可能なのであれば，辛さはあまり生じないでしょう。
　単純な具体例を挙げれば，信念体系そのものは変わらない（新たな信念体系を獲得したわけではない）けれども，病気のほうが簡単に治癒した，というような場合です。現在直面している問題が，簡単に解決する問題であることが見込まれているのであれば，わざわざ自らの信念体系そのものを変える（バージョンアップする）必要はありません。人は，というより，生物というものは，元来，保守的な存在です。今までの状態で大きな不都合がなく，それなりにうまくいっているのであれば，わざわざ苦労して自分自身を変えようとはしないのが普通です。
　しかし，現実自体が変化することが不可能であるか，あるいは大きくは変化しえないような場合には，生じたスピリチュアルペインが解消されるためには，その現実のなかにあってもなお，自分自身に対する新たな意味と価値を見出しうるような新たな存在基盤としての信念体系をもつことが必要となります。不調和が，そしてそこから生じている辛さが，解消されるためには，信念体系の変容が必要です。
　簡単な一つの例を提示すると，「癌は死に至る病である。そして，間もなく死ぬ人生には生きる意味などない」という考えを漠然とではあっても抱いている人が，癌と診断されていったん落ち込んだけれども，「この癌は早期の子宮頸癌ですから，ほぼ100％完全に治すことができます」との説明をされ，その言葉を心から信じることができた場合，すなわち現実のほうの変更が可能な場合，彼女にスピリチュアルペインが生じる可能性は少ないと考えられます。
　しかし，同様の考えをもつ人が，「膵臓癌がリンパ節にも肺や肝臓にも転移していますので，完全に治すことは，残念ながら無理と言わざるをえません」という説明を（場合によっては，余命告知まで）された場合，彼女がスピリチュアルペインを乗り越えていくには，根治不能の進行癌に罹患した身体という自らの現実のほうを変えられない以上，彼女が抱いている信念体系と彼女が置かれている現実との間の不調和と，そこから生じる辛さが解消されるためには，彼女自身の信念体系を大きく変えていくことが必要となります。
　すなわち，スピリチュアルペインの発生が未然に食い止められたり，いったんは生じたスピリチュアルペインが克服されていったりするためには，現

第6章　スピリチュアルペインとは何か

実を変えるか，信念体系を変えるか[注1]，その両方をいくらかずつ変えるか，これらのいずれかが必要となります。

　説明の都合上，少しばかりスピリチュアルケアの内容にまで立ち入ってしまいましたが，すでに賢明な読者はおわかりのように，スピリチュアルペインの構造を適切にとらえることができたならば，スピリチュアルペインがどのようにして克服・解消されていくかという問題は，おのずと明らかになります。

　もちろん，ここで言っているのは，スピリチュアルペインとそれへの対応の仕方の構造が明らかになる，ということであって，残念ながら，スピリチュアルペインの克服や乗り越えが，より容易になると申し上げているわけではありません。構造がわかっても，それで対応や克服が容易になるとは限りません。ただし，スピリチュアルペインの構造をしっかりと理解することによって，提供されるべきケアの方向性については，あまり迷わなくて済むようになると期待できます。

　定義のなかに登場してきた「信念体系（価値観，世界観，死生観）」について，やや蛇足ながら少しだけ説明を加えておきましょう。

　すなわち，私たちは，絶えず，現象から志向相関的に構造を構成しながら生きているのであって，個人が抱いている「信念体系」とは，その個人が，自分自身を含む「世界」について，自分自身の志向性に相関して構造構成した一つの解釈であると言えます。換言すれば，「信念体系」とは，個人が置かれている状況に関連して自分自身が構成した意味や価値の体系（構造）であり，一つの「世界」解釈なのです。そして，それは絶えず変化し続けるものです。

　個人の「信念体系」に，優劣をつけることはできないかもしれませんが，

---

注1　この自らの「信念体系を変える」ことは，しばしば「成長」と呼ばれる。人間としての「成長」という表現には，「強い人間になる」とか「人格的に立派な人間になる」というようなイメージがあるかもしれないが，そうとは限らない。「頑張らない生き方」や「降りていく生き方」の価値を認められるようになること，「自分の弱さを受け入れる」柔軟さをもつに至ることなども含まれる。否，むしろ，「弱さ」のなかに真の「強さ」を見出すという，そのような信念体系の獲得こそが，真の「成長」のようにも感じる。いずれにしても，さまざまな厳しい状況に対して幅広い対応力のある信念体系へと自らの信念体系を変化させていくことが，取りも直さず，人間としての「成長」であると言ってさしつかえないだろう。

さまざまな現実への対応力においては，「信念体系」間の強靱性の違いというか，対応能力の差があることは否定しようのない事実です。ほんの些細な困難に直面しただけでも，その現実を支えることのできない「信念体系」がある一方で，非人間的な行為がまかり通る強制収容所のような過酷な環境にあっても，暗闇に輝く夜空の星のように輝きを放つ生を可能とする「信念体系」もあります。

## 一つのたとえとして……

　微分積分をまだ習っていない中学生に微分積分の問題を出してみるとします。当然，天才でもないかぎり少なくとも簡単には解けないので悩むでしょう。もっとも，この「悩み」がスピリチュアルペインであると言いたいわけではありません。ここで言いたいことは，微分積分の問題を解くためには微分積分という新しいモノの見方・考え方を習得する必要がある，ということです。そんなことは当たり前だ，と思うでしょうか？　そのとおり。当たり前だ，と私も考えます。

　さて，本書で問題としているスピリチュアルペインとその乗り越えも，構造はこれと類似しています。

　誰しもが，何らかの「信念体系」をもって生きています。そして，ある人が，たいした出来事もなくこれまでどおりの普通の生活を送れているぶんには，これまでどおりの「信念体系」をもって生きることで，大きな問題はなく平穏無事に暮らすことができるでしょう。

　しかし，今の生活をそのまま続けることを許さないような大きな問題が自分自身の内や外に生じてきたような時，たとえば数カ月後には自分自身や自分の愛する家族が「この世」から去るであろう病の宣告をされた時などには，どうでしょうか。そのような状況にも耐えうるほどの信念体系をもっていない場合には，自己の存在そのものが土台から揺るがされるようなスピリチュアルペインが生じるでしょう。

　そして，その「痛み」が生じる原因を考えると，それは，やや不謹慎なたとえのように思う方もいるかもしれませんが，構造的には，それまでの数学的知識では「解けない問題」に直面している状態と酷似しています（本章の以下の記述は，大事な内容を扱ってはいますが，本筋からは外れますので，本書の

第6章　スピリチュアルペインとは何か

骨格だけを知りたい方は，ここから，第7章にお進みください）。

## スピリチュアルペインという分類

　別の観点から，もう少しスピリチュアルペインについて考えてみることにします。

　ソシュール言語論のところで述べたように，私たちは「世界」を恣意的に分節し，これに名付けをします。誤解のないように念のため繰り返しておきますが，ここで「恣意的」とは，「個人が好きなように，勝手に」行うということを意味しません。分節の仕方が，原理的に個人にゆだねられている（ゆだねられざるをえない）部分ももちろんありますが，それ以上に，種としての身体的な条件や，その社会における言語や慣習といった文化によって，「世界」をどのように分節するかは規定されているのです。

　さて，そもそもスピリチュアルペインを他とは異なる分節として，「世界」から切り取る必然性はあるのでしょうか？　今さらながら，この問題について，一緒に少し考えてみましょう。

　スピリチュアルペインは，スピリチュアルペイン自身よりも一つ大きな集合である「辛さ」という分節のなかに存在すると考えることができます。

　その「辛さ」という集合のなかには，いろいろな「辛さ」が含まれています。先ほど例に挙げた，「数学の問題が解けない」という「辛さ」もその集合の要素の一つに加えてもかまわないでしょう。そのような「辛さ」という集合のなかにおいて，スピリチュアルペインを一つの部分集合として分節することには，必然性あるいは意味があるでしょうか？　意味があるとしたら，それはどんな意味なのでしょうか？

　「辛さ」の集合のなかに「身体的な辛さ」という部分集合を分節することができ，「身体的な辛さ」のなかに「身体的な痛み」という部分集合を分節することができます。

　もちろん，この「身体的な痛み」のなかにも，さらに小さな部分集合をつくることができ，その分け方（部分集合のつくり方）は決して一通りではありません。「頭痛」「咽頭痛」「耳痛」「胸部痛」「腹痛」「背部痛」「関節痛」「下肢痛」などの身体部位に着目した部分集合に分ける分け方もあれば，痛みが起こる機序に着目した「内臓痛」「体性痛」「神経障害性疼痛」という分

け方，あるいは痛みが起こる様態に着目した「慢性痛」「急性痛」などの分け方もあり，関心や目的に応じてさまざまな分類が可能です。

そして，そのようにしてつくられた部分集合をさらに細かく分類して，たとえば最初に挙げた「頭痛」をより細かく分類して，「頭痛」という部分集合のなかに，「片頭痛」「緊張性頭痛」「群発頭痛」「くも膜下出血による痛み」「頭蓋内圧亢進による痛み」などのもう一段階小さな部分集合をつくることもできます。そうした作業にはほとんど限りがありません。疾病分類というものは，このようにしてどんどん細かくなり，精緻を極めていきます。

「身体的な辛さ」以外にも，「お金がなくて辛い」「仕事を続けられないのが辛い」「家族の重荷になるのが辛い」「この子たちを遺(のこ)していくのが辛い」などのいわゆる「社会的な辛さ」と呼ばれる部分集合を分節することも可能です。

あるいは，「漠然とした不安」や「言いようのない寂しさ」，「気力が湧かない」などというような「精神的な辛さ」の部分集合を分節することも可能でしょう。

どのような部分集合を分節するかは，その作業をする者の志向性（関心のありかや目的など）によって異なってくるに違いありません。繰り返しになりますが，もちろん，いずれの分類も「これしかない」「こうでしかありえない」というような必然的な分類ではなく，関心や目的といった志向性に相関した恣意的な分類です。その証拠に，時代や場所が変われば，上に例示したような分類とは全く異なる分類を見ることができます。

以上のような，「辛さ」という集合のなかにおける部分集合の一つとして，スピリチュアルペインという「辛さ」を分節（分類）することが，少なくとも緩和ケアの分野では一般的です。これは，ホスピス運動の母とも呼ばれるシシリー・ソンダースが，全人的苦痛を「身体的苦痛」「精神的苦痛」「社会的苦痛」「スピリチュアルペイン」の四つの苦痛に分類したことに由来すると言ってよいでしょう。もちろん，この分類も，唯一絶対のものではなく，一つの分類の仕方を示したものであるにすぎません（ちなみに，もしスピリチュアルペインを，仮に，一部の論者が言うように，霊的・超越的なものだけに限定してとらえるのであれば，臨床において全人的痛みに対応するためには，ソンダースが提示した上記四つの痛みとは別に，五つ目のペインの集合を創出する必要性と有用性があるだろうと思います）。

ここで一つ基本的なことを確認しておくのは，決してむだなことではないでしょう。
　まず，人間の苦痛や苦悩と呼ばれるものは，それぞれに異なっており，厳密には一つとして同じものは存在しない，ということ。一人ひとりにおける一つひとつの体験は，個別性のあるユニークなものであり，これを便宜上いろいろなレベルの同じ仲間同士（とみなすことができるもの）に分類しているのだということ。したがって，分類することによって見失われがちな個別性への視点を保ち続けることの重要性は，強調しておく必要があります。これは，当たり前のことを言っているだけのように思われる向きもあるでしょうが，意外と忘れられやすい大事なポイントです。
　このことは，もちろんいかなる「辛さ」においても言えることですが，上記四つの「辛さ」の分類のなかでは，特にスピリチュアルペインの場合において，決定的に重要な視点です。なぜならば，スピリチュアルペインにおいては，個別性を大事にすることは特に重要であるからです。
　スピリチュアルペインをもつという経験は，「スピリチュアルな経験」の一種ですが，第3章で考察したように，「スピリチュアルな経験」とは，当事者において志向相関的に決定されるモノやコトの個別的な意味や価値の情報量が多い経験を指すのです。したがって，スピリチュアルペインも，当事者個人における個別的な意味や価値の問題なのであり，個別性は，特に大切にされなければならないものなのです。
　次に，人間の「辛さ」は，それを経験している個人においては，いくつかに分類されたものとして経験されているわけではない，ということも指摘しておきます。すなわち，便宜上いくつかの種類に分類したさまざまな「辛さ」は，混然一体となった形で，当該主体において，一つの「辛さ」として経験されているのであり，換言すれば，概念上いくつかの種類に分類することができる「辛さ」は，お互いに影響し合い絡み合って，一人の人間のなかに存在しているのです。「辛さ」の内容を分析する以前に，ここに「辛い」経験をしている一人の人間がいる，という当たり前の事実を見失ってはならないことも，改めて指摘しておく価値はあるでしょう。
　そういう観点をもたないと，「辛さ」を抱えている一人の人間よりも，その人間が抱えているスピリチュアルペインのほうに関心がいってしまう，という笑えない倒錯も起こりうるのです。あくまでも，大切なのはペインでは

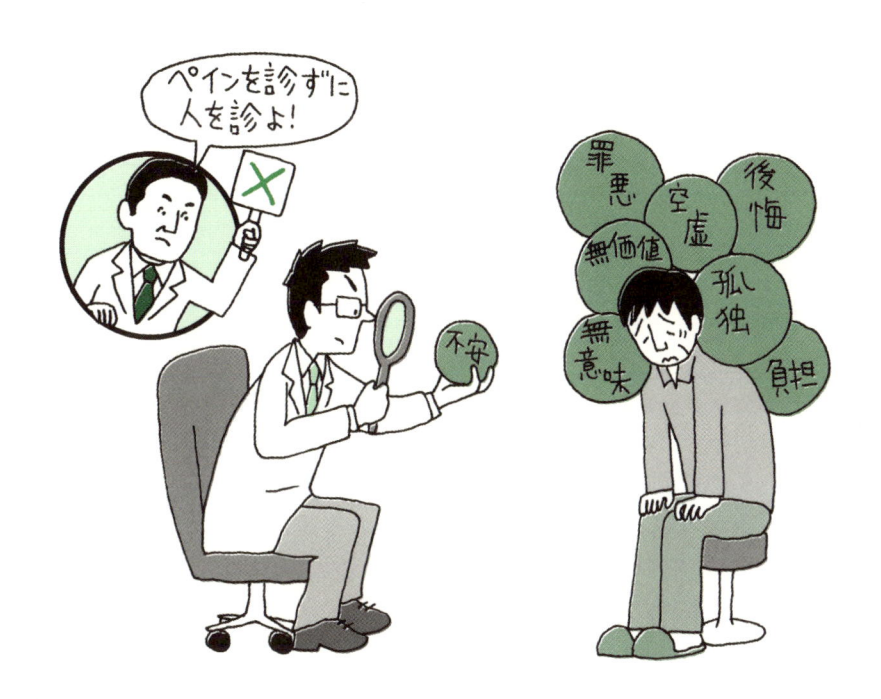

なく，人，さまざまなペインを抱えている人，なのです。

　実際，私が，とある大家の先生の講演を聞きに行った際に，その先生は次のように言われました。「スピリチュアルペインに遭遇したとしても，心配しなくていいです。心配しなくていいどころか，私なんか，むしろ，見つけたらうれしくなります。わくわくしますよ」。私は，この「わくわくしますよ」という表現に，強い違和感をもちました。「スピリチュアルペインに遭遇したとしても，逃げないで受け止めましょう。全く心配いらないんですよ」ということを，おそらく，その先生は伝えたかったのでしょう。しかし，それにしても，です。それは，ただ表現の問題ということではなくて，ペインそのものに着目するか，ペインをもった人に着目するか，という本質的なところにかかわることなのではないかと思います。苦しい思いをしている人に着目するならば，「わくわく」という表現は出てきようがない，と感じるのです。

　改めて問います。

　なぜ，スピリチュアルペインという「辛さ」を，他の「辛さ」とは別に分節（分類）しなければならないのでしょうか？

　おそらく，その要求は，臨床家による数多の臨床経験から出てきたもので

す。シシリー・ソンダースによって最初に提唱されたにしても，大多数の臨床家の感覚にあったものでなければ，それが受け入れられ，広まることはなかったでしょう。

　適切な薬物を使用し，適切なケアを提供することによって，身体の痛みは十分に取れた。ソーシャルワーカーの介入によりいろいろな制度を利用することで，経済的・社会的な問題も解決できた。臨床心理士の介入や適切な薬物使用によって，病的な不安や不眠が改善し，気持ちもだいぶん落ち着きを取り戻してきた。しかし，なお，残る「辛さ」がある。過去に犯した過ちに対する罪の意識に苦しんだり，大事な人との和解が達成されていないことを辛く思ったり，死そのものや死後の裁きを恐れたり，神に見捨てられたのではなかろうかと思い悩んだり，なぜ今，自分が死ななければならないのかという不条理感に苦しんだりすることがある。それは，「身体の辛さ」「社会的な辛さ」「精神的な辛さ」のどの一つにもぴったりとは当てはまらないように感じられる種類の「辛さ」である……と。

　すなわち，ある種の「辛さ」は，身体・精神・社会的状態におけるどの「辛さ」にもピタリと当てはまらないナニモノカとして私たちの前に立ち現れているように感じられるわけです。そして，その「辛さ」は，先に考察した「スピリチュアルな経験」と深く関係がありそうな「辛さ」なのです。

　また，このように「辛さ」をいくつかに分類することには，大きなメリットが伴います。分類（分節）することによって，それぞれの「辛さ」に対する対応を，より適切なもの，より洗練されたものにすることができます。単純化したケースで説明すれば，身体の痛みには鎮痛薬をきめ細やかに調合し，心の寂しさや不安には傾聴をはじめとする心理学的アプローチや，必要に応じて向精神薬をバランスよく丁寧に提供し，社会・経済的な心配にはよく話を聴きながらさまざまな制度の利用を提案する，といった具合に。

　すなわち，混沌として一塊となって存在している「辛さ」のなかから，解決可能ないしは比較的解決容易な「辛さ」を見出してきて，これに対して適切な各種専門的アプローチを開始してこれを解決することは，実践的に有効です。全体としての「辛さ」のなかの，解決可能な小分類としての「辛さ」を解決に導くことは，その個人や周囲の人たちによい循環と希望を生み出して，「辛さ」全体の解消につながっていくこともあります。一人の人間が味わっている「辛い経験」の全体を，いくつかの種類に分節することは，実践

的に意味があることです。

　確かに，混然一体となった「辛さ」によって一人の人間が苦しんでいるのですが，その苦しみのなかにある人間をそのままに受け止めながらも，その絡み合った「辛さ」の束をほどきつつ，その一つひとつの「辛さ」に対して，それぞれにふさわしい，それぞれに異なった専門的な対応の仕方を提供していくわけです。大きな問題の山を目の前にして圧倒されているばかりの混沌とした状況から抜け出して，その山のなかから対応可能な仕事を見出し，そこから手をつけていくということが可能となるのは，「辛さ」の分類をなしうればこそ，です。緩和ケア医，看護師，臨床心理士，精神科医，ソーシャルワーカー，理学療法士，作業療法士，栄養士など，各種の「辛さ」に対応する専門家もいますので（もちろん，それぞれの職務はオーバーラップしていますが），より洗練された対応が行いやすくなります。「辛さ」を分類することのメリットは，確かにある，と言ってよいでしょう。

　ただし，この時，同時に全体（wholeness）に対するまなざしを保ち続ける姿勢も，決しておろそかにしてはならない，ということをもう一度確認して，この項を閉じます。

## スピリチュアルペインの分類　〜村田理論について〜

　終末期患者のスピリチュアルペインの内部構造を説明する理論の一つに，村田久行氏によるいわゆる村田理論があります。この理論は，換言すれば，「終末期患者のスピリチュアルペイン」（より詳しく学びたい人のためのコーナー①☞168ページ）という集合の部分集合を提示するとともに，その対応までをも示唆する理論です。

　この理論の登場によって，私たちは漠然としてつかみどころのなかった終末期のスピリチュアルペインを一つの明瞭な構造でとらえることができるようになりました。もちろん，村田理論が示してくれた構造（分類）が唯一の正しい構造であるというわけではありませんが，やはりこれは，村田理論の大きな功績であると言ってよいでしょう。

　この村田理論について，少しだけ言及しておきたいと思います。

　村田理論は，終末期患者の意識の志向性に応じて，時間存在・関係存在・自律存在である人間のスピリチュアルペインが，時間性・関係性・自律性の

それぞれの次元において生み出されてくると論じます。

まずは，村田氏自身の論考[1]に従いながら，村田理論についての若干の説明をしておきましょう。

村田理論によれば，〈時間存在である人間〉は，死の接近により将来を失うため，今の生を無意味と感じます。

これは，一般的に「生の存在と意味の成立には将来が必要である」という生の存在構造の時間的側面に由来します。すなわち，われわれの日常の生は，ただ現在においてのみ成立しているのではなく，将来と過去とに支えられて現在が成立するという時間構造が存在します。人間はすでに与えられている過去を引き受け，今そこに投げ込まれてある現実のなかから可能性を未来に向かって開き，自らの将来を生み出そうと努めることで，現在の生に意味を見出しています。時間存在である人間は，将来と過去に支えられて現在の意味と存在を成立させています。ところが，終末期の患者は，死の接近によって将来を失います。将来を失った患者には，現在の意味と存在が成立しません。間近に死を自覚し，将来をもつことができない終末期患者には，自己の生が無意味，無目的，無価値なものとして現出し，スピリチュアルペインを感じる，と説明されます。

また，〈関係存在である人間〉は，死の接近により他者との関係を間もなく失う状況にあるため，自己喪失の不安，孤独，空虚感をもちます。

死とは，この世界での自己の消滅であると同時に他者との関係の断絶を意味します。終末期患者の意識の志向性がこれらの面に向けられる時，患者にとって世界はよそよそしく，自分とは断絶したものとして現出し，非常に強い孤独と寂しさを体験することになります。生の存在と意味の成立には他者との関係が必要であり，患者は死の接近によって他者や世界との断絶を思い，自己の存在と生きる意味を失い，孤独や不安，虚無感，無意味感といったスピリチュアルペインを感じる，と説明されます。

最後に，〈自律存在である人間〉は，死の接近により自立と生産性を失うため，自己の存在の無意味感，無価値感や依存，負担の苦しみを感じます。

自律存在である人間は，自分のことは自分で行い，自分自身をコントロールすることによって自立し，生産的であること，すなわち役に立つことや他人や社会の荷物にならないことに，人間としての価値を置きます。したがって，さまざまなことが自分自身でできなくなる状況のなかでは，自立し生産

的であることに生の価値を置く患者の志向性が，自己の依存や不能，役に立たない現実に向けられる時，終末期患者の生は，患者にとって無意味で無価値なものとして現出し，これをスピリチュアルペインと感じる，と説明されます。

さて，スピリチュアルペインを，このようにさらに細かく分類することの意義はどこにあるのでしょうか？

それは，端的に，その「辛さ」をもつ人間に臨床的対応をするに際して，役に立つ可能性があるからです。

私たちが経験する「辛さ」を，身体的な「辛さ」や社会的な「辛さ」，スピリチュアルな「辛さ」などに分類することによって，それぞれの「辛さ」に対する適切かつ実行可能な対応を行い，「辛さ」を抱えている個人への対応の仕方がより実践的に役に立つものとなったように，スピリチュアルペインの分類である村田理論も，そのような分類を利用することによって，ケアを提供する者は，その小分類（村田理論）に応じた対応の仕方に役立てることができる可能性があるのです。

ただし，この際に少しばかり注意することが必要です。なぜならば，分類することにはある種の危険性が内在しているからです。

すなわち，分類とは，「名付け」の一形態であり，本来的に恣意的なものです。人間の何らかの志向性によって現象から切り取って（分節して），構造構成したものです。

そして，この分類という行為は，抽象化という作業をそのうちに含むものであるため，必然的に，**具体的なものを捨象することによって初めて成立する**営みなのです。

したがって具体的であること自体に重要な意味と意義があるものについては，分類するという行為自体に一定の危険が伴う可能性があることに対して，自覚的であることが望ましいのです。

このような指摘を行うことは，決して分類という行為自体を否定するものではなく（すでに述べたように，分類という作業には有用性があります），したがって，もちろん村田理論自体を何ら否定するものではありません。ただ，個別性が特に重要と考えられる人格的な領域に関わるスピリチュアルペインへの対応においては，分類するという行為に必然的に伴う危険と限界をわきまえつつ，賢くこれを利用する姿勢が特に大事である，ということへの

第6章　スピリチュアルペインとは何か

気づきを促しておきたいと思います。スピリチュアルペインやさらにその小分類としてとらえることの可能な，その個人における「辛さ（suffering）」は，それぞれに異なる固有の内容をもつのです。

この観点がおろそかになる時，分類や評価はできても，個別性をもった個々の人格をリスペクトする視点が失われ，他に置き換え不可能な固有の人格が単に分析・評価と治療・ケアの対象になってしまうという結果に陥る可能性が高まるように思われます。そうであれば，せっかくの有用であるはずの分類の理論が，かえって最も大切にしなければならないものを損なうという有害な働きをすることにもなり，本末転倒の結果を引き起こしてしまうのです。

これと関連して，もう一つ指摘しておきたいのは，「分類以前」を大事にするということです。

臨床において，まずもって大切なことは，目の前の個人から現象として立ち現れてくる分類以前の「辛さ」をどれだけ感受できるか，ということです。いや，「辛さ」という名付け（分類）もしないで，あらゆる分類以前の，目の前の人格に向き合う，という姿勢が重要です。ましてや，「辛さ」の分析を行ったりはしないで，「辛さ」を感じているかもしれない目の前の人格をそのままに受け止め，分類する以前の「辛さ」をそのままの形でとらえる態度が大切です。それこそが，本当の意味で人格に向き合うことであり，「聴く」ということです。あるいは，「かたわらにいる，存在する（being）」ということです。

「援助する」という動機そのものは悪いものではないにしても，「援助する」という作為的・意図的な行為は，有害なものにもなりうるのです。評価や分析をする対象としてではなく，一人の人間として一人の人間に対峙する，あるいは裸の人間同士としてともにある，ということが根本にないならば，「援助する」という行為はかえって有害なものにもなりうる，ということを私たちは心に銘記すべきです。

治療者や専門家の落ち込みやすい陥穽は，孤高の哲学者マルティン・ブーバー[註2]が言うところの「我と汝」という人格関係を形づくることをしないで，人格にほかならない相手を，単なる「治療や援助の対象」として，すなわち「我とそれ」の関係として，とらえてしまうことです。医療者には，この点についての細心の注意が必要であると思います。

以上，スピリチュアルペインについて論じました。

　疾病分類が精緻化していくように，今後，スピリチュアルペインの具体的内容分類についてもさらに精緻化した理論が登場してくるかもしれません。もちろん，村田理論がワン・アンド・オンリーの理論ではありません（ちなみに，村田理論は，さらなる臨床的有用化を目指して，精緻化・具体化されています[2]）。

　しかし，どれだけ多様な理論が出てこようとも，また理論が精緻化しようとも，本章で私が呈示したスピリチュアルペインの枠組み自体が変わることは，ないでしょう。なぜならば，本章で提示したスピリチュアルペインの枠組みは，それらの，将来に登場するかもしれない理論も含めて，スピリチュアルペインの具体的内容を表現・分類しようとする理論とは，議論が展開されている次元（抽象度）を異にするからです。

　そして，本章で示したスピリチュアルペインの枠組み（構造，本質）をしっかりと理解・把握しておくことは，臨床に携わる人間に対して，いろんな場面で応用が利く知恵を提供してくれるでしょう。理論の精緻化・具体化は適切に用いられれば有用なことではありますが，一歩間違えば，それはマニュアル化の危険をはらんでいます。一人ひとりの指紋が違うように，現実は多様であり，個別性に富んでいます。スピリチュアルペインの本質をきちんとつかみ，理論とその精緻化の危険性をわきまえたうえで，これらの成果を利用する姿勢が大切なのです。

【文献】
1）村田久行：終末期患者のスピリチュアルペインとそのケア―現象学的アプローチによる解明. 緩和ケア 15(5)：385-390，2005．
2）田村恵子，他（編）：看護に活かすスピリチュアルケアの手引き．青海社，2012．

註2　マルティン・ブーバー（Martin Buber, 1878-1965）は，オーストリア出身のユダヤ系宗教哲学者，社会学者。主著は，『我と汝』（1923）。ブーバーによれば，世界は人間のとる二つの態度によって二つとなる。「我―汝」は，全存在をもってのみ語ることができる人格的な関係を表し，これに対して「我―それ」の関係は，全存在をもって語ることができない非人格的な関係を表す。「我」は，単独にそれ自体で存在するものではなく，「我―汝」の「我」と「我―それ」の「我」，という関係存在としてのみ存在することができる。人間のとる態度には，「我―汝」による主体的・人格的な出会いに通じるあり方と，客観的・非人格的な関係を示す「我―それ」の二通りのあり方がある。現代の人間の危機は，「我―汝」の人格的出会いに生きる道の実現によってのみ克服しうる，とされる。

## より詳しく学びたい人のためのコーナー

① [☞163ページ] 村田理論は，基本的に「終末期患者」という限定された対象に対する理論である。終末期の状態にある人間におけるスピリチュアルペインを扱った理論なのである。すなわち，村田理論は，終末期にある人間の「家族の」スピリチュアルペインや，「終末期にはない」人間のスピリチュアルペインを，本来の対象とはしていない。村田によるスピリチュアルペインの定義である「自己の存在と意味の消滅から生じる苦痛」は，そのような対象者（終末期患者）におけるスピリチュアルペインの定義であることを反映しているものである。これに対して，本章で私が提示するスピリチュアルペインの定義は，村田の定義よりも抽象度を上げているので，上記の村田のスピリチュアルペインの定義と矛盾をきたすようなものではない。村田理論をも包摂しつつ，もっと広い対象をも含みうる定義である。

また，やや蛇足ながら，もう一言付け加えておきたい。村田によるスピリチュアルペインの定義である「自己の存在と意味の消滅から生じる苦痛」からは，論理的に，次のように言うことができる。「死は，自己の存在の消滅でもなく，自己の意味の消滅でもない」という強固な信念体系をもっている人においては，終末期で死を前にしたとしても，スピリチュアルペインは生じないことになる。なぜならば，村田の定義によれば，自己の存在と意味の消滅から生じる苦痛が，スピリチュアルペインなのだから，「死によっては自己の存在も意味も決して消滅しない」という信念体系をもつ人においては，論理的に考えて，スピリチュアルペインは生じようがないからである。実際，それは基本的にそのとおりだと思われる。真に強固な信仰をもっている人，篤信の人においては，スピリチュアルペインは生じにくいように感じる。

もっとも，これは微妙な問題をはらんでいる。「この宗教の信者である私は，立派でなければならない，弱くあってはいけない，こうであらねばならない，etc……」というような，いささか柔軟性に欠ける，硬直した信念というか義務感に縛られているような場合には，その信念ないし義務感が，彼／彼女自身の弱い気持ちの自然な発露を抑圧してしまい，かえって本人を苦しめる結果となり，時には解離性障害を生じさせることにつながったりすることがある。そのようなケースは，ホスピスの臨床現場で何件か遭遇した。したがって，強固な信念や信仰があればいいということではなく，自然で柔軟な考え方や姿勢を失っているように感じられる信仰者であるような場合には，医療者としては，信仰をおもちであるがゆえに，かえって注意してみていこうという警戒心を抱く。宗教的信念が心の柔軟さを奪う，ということはある。

# Q&A

**要するに，スピリチュアルペインって何ですか？**

簡単に言えば，あまり小難しく考えないで，「心の痛み」でいいと思います。スピリチュアルペインが生じる構造を考えて，厳密に論じようとすれば，本章全体を読んでもらわなければなりませんけどね。まあ，それはそれとして，スピリチュアルペインは「心の痛み」なので，目には見えません。目の前にいる人全体から聴き取り，感じ取るものです。また，治したり，取り除いたりするものではなく，そんなふうにしようとすらすべきものでもなく，その痛み自身が，何かの気づきを与えようとしてくれているもの，という受け止め方をするのがいいと思います。「幸せの卵」というか，「本当の幸せを生む可能性のある卵」のようにとらえるのがいいんじゃあないでしょうかね。

**スピリチュアルペインにはどんなふうに対応すればいいですか？**

医療者などの援助者が，これだけは自分のなかではっきりさせておいたほうがいいだろうなと私が思うのは，スピリチュアルペインは本人が背負うべきものだ，という態度です。冷たい言い方に聞こえるかもしれませんが，これが真に人の尊厳を重んずるあり方です。その人自身が背負うべきものを，医療者といえども，他人が肩代わりしようなどと考えてはいけません。思い上がりも甚だしいことです。軽々しく，解決してあげようとか，解決してあげられるとか，思うべきではありません。その人の人生を生きるのは，その人自身なのです。ある意味，生きるというのは，自分のスピリチュアルペインに向き合うことです。身体の痛みであれば，これを取り除くのは，医療者の責任です。しかし，スピリチュアルペインをそんなふうなものと考えてはいけません。Not doing, but being. というのは，その意味で正しい態度です。「スピリチュアルペインにはどんなふうに対応すればいいか」という問いは，いかにも実践的解決方法を求める医療者らしい問いですが，それも大事なことかもしれませんが，むしろこう問うべきです。「私は，スピリチュアルペインを抱いているらしいこの人に，どのように寄り添い続けることができるだろうか？」さて，このような前提を理解したうえで，本書を読んでいただきたいと思います。ノウハウ的なことも書いてはいますが，大事なことは，決してノウハウではありません。

第6章 スピリチュアルペインとは何か

## コラム③「名付けることの意味」

　詳細なスピリチュアルペインの分析を行うことの意義を，別の角度から一つ挙げるならば，名付けをすることによって医療者が安心できる，ということがあるかもしれません。

　相手に名前を知られることを嫌う昔話はたくさんありますが，これは，相手に名前を知られることは，「相手のコントロール下に入る」ことを意味し，名前を知ることは「その人物を支配できる」という考えによるものです。このような考え方は聖書のなかの記事や昔話にも多く認められますし，映画『千と千尋の神隠し』でも名前というものがもつ神秘的・呪術的な意味が印象的に使われています（タイトルからしてそれを表しています）。

　強いスピリチュアルペインをもつ相手と向き合うことは，医療者にとって，大変ストレスの多い経験です。「こんな状態で生きていても仕方ない。早く死なせて！」「もう時間がない。どうしたらいいの？」「ホスピスに来ても何も変わらない。どうせ死ぬのを待っているだけ」「どうせ治らないんでしょ。もう生きてる意味なんてないわ！」。このような言葉を，辛い気持ちと暗い表情で語る人に向き合うのは，誰にとっても決して喜ばしい経験ではないことは確かです。そのような時に，ストレスをもたらす対象に名付けができるということは，あたかも相手の正体を見破ったかのような気分にさせてくれる効果があります。まさに，「名前を知ることによって支配する力をも得る」という昔話のように。

　しかし，ここには危険も潜んでいます。それは，目の前の患者の苦悩に対して，スピリチュアルペインという名付けをし，さらにそのスピリチュアルペインに，「時間存在のスピリチュアルペイン」「関係存在のスピリチュアルペイン」「自律存在のスピリチュアルペイン」などと詳細な名付けをすることで，「敵（＝医療者である私を苦しめるもの）の正体，見破ったり！」とばかりに，まるですべてがわかったような気になってしまうことです。もちろん，名付けができたからといって，何も解決したわけではないし，ましてやその人のすべてがわかったわけではありませんが，ストレスが強くかかっている状況であるだけに，安心したい気持ちとあいまって，いっそう反対の方向に振り子が振れ過ぎてしまう危険性があるのです。そこまで極端ではないかもしれませんが，そのような心性がいささかなりともないかどうかを，臨床家は自らに問いかけて，気をつけてはおきたいところです。

　村田理論を知って臨床に役に立てるのはよい。安心するのも，よい意味で自信をもつのも，悪くはない。不安や恐れがあっては，もっている力を十分に発揮することもできません。しかしながら，過剰に「わかった」と思うのは危険です。このような問題に関して自信過剰になることは，ケア対象者の人格を冒涜することにもつながるのです。人間は，どんな優れた理論を使ったところで，すべてを理解できるような存在ではありません。人格に対する畏敬の念を欠くならば，本末転倒であり，すべてが台なしになってしまいます。

第7章

スピリチュアルケアとは何か

## 本章の ここがポイント！

★ スピリチュアルケアとは，相手の思いの部分に働きかけて，その人が自分自身を肯定して生きることができるように，お手伝いする働きです。
★ スピリチュアルケアは，スピリチュアルペインのあるなしにかかわらず提供されるべきものであり，「人を大切にすること」がその神髄です。

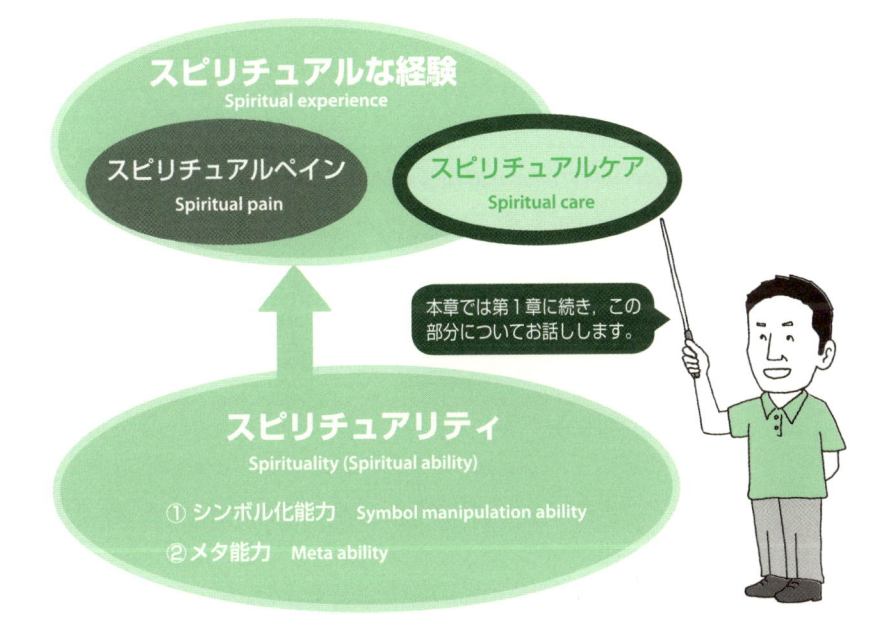

**スピリチュアルな経験**
Spiritual experience

**スピリチュアルペイン**
Spiritual pain

**スピリチュアルケア**
Spiritual care

本章では第1章に続き，この部分についてお話しします。

**スピリチュアリティ**
Spirituality (Spiritual ability)

① シンボル化能力　Symbol manipulation ability
② メタ能力　Meta ability

第7章　スピリチュアルケアとは何か

治療することができない患者はいても，ケアすることができない患者はいません。

　ケアとは，全人的なものであり，また，必ずしも職業的な専門性を要するものではありません。ケアの精神というものは，日常生活のなかにある温かな思いやりのようなもののなかに，その本来的なあり方を見ることができるものだろうと思います。

　もちろん，スピリチュアルケアも，ケアの一種です。人間のスピリチュアルな部分に働きかけ，全体としての人間に影響を及ぼすケア，それがスピリチュアルケアです。

　人間という存在が，スピリチュアルな経験をなしうる存在であり，スピリチュアルペインを抱きうる存在である以上，スピリチュアルケアは人間にとって必要なもの，基本的には誰にとっても必要なものです。

　本章では，スピリチュアルケアの本質を明らかにしたいと思っています。ノウハウを示すものではなく，スピリチュアルケアの方向性と核心部分を明らかにしたいと思います。

## スピリチュアルケアの定義

　スピリチュアルケアについて考えるに当たって，まずはスピリチュアルペインについての定義をもう一度確認しておきます。スピリチュアルペインを定義すると，そこからおのずとスピリチュアルケアの方向性も見えてくるからです。

　ただし，誤解のないように念のために記しておきますが，スピリチュアルペインが存在しなければスピリチュアルケアを提供することはできない，ということでは決してありません。スピリチュアルペインの存在の有無と，スピリチュアルケアの提供には，必然的な関係は何もないのであって，スピリチュアルペインがなくとも，スピリチュアルケアは，当たり前に提供されて然るべきものなのです。

　本書の記述において，スピリチュアルペインが存在する場合に，結果としてその辛さを和らげるために提供されるスピリチュアルケアは，「狭義のスピリチュアルケア」とでも言うべきものであり[註1]，スピリチュアルペインの存在の有無にかかわらず提供される「広義のスピリチュアルケア」と，概念

上は区別可能です（もっとも，ある個人においてスピリチュアルペインが存在しているかどうかは，実際のところ，必ずしも明らかではありません）。本書で，ただ単に「スピリチュアルケア」と言う時には，文脈に応じて狭義・広義いずれかのスピリチュアルケアを念頭に置いている場合もありますし，あまり明確に意識して両者を区別していない場合もあります。

　ついでに，関連してもう一つだけ，ここで述べておきたいことがあります。それは，スピリチュアルケアは，決して**スピリチュアルペインに対するケアではない**，ということです。

　これは，一つには，たった今述べたように，スピリチュアルケアはスピリチュアルペインがなくても提供できますし，提供されるべきものである，ということを意味します。「スピリチュアルケアはスピリチュアルペインに対するケアである」とするのであれば，論理的には当然，スピリチュアルペインがなければスピリチュアルケアは提供しえないことになります。癌がなければ癌治療はありません。時がなければ時計は不要です。しかし，スピリチュアルケアに関しては，断じて，そんなことはありませんし，あってはなりません。スピリチュアルケアは，スピリチュアルペインの有無にかかわらず，常に提供されるべきものなのです。スピリチュアルペインがあろうとなかろうとそんなことにはお構いなく，詮索もせず，ただ，目の前の人を大切に扱う。それがスピリチュアルケアの核心です。

　もう一つは，ケア対象者がスピリチュアルペインを抱えている場合においても，それはスピリチュアル**ペインに対するケア**ではなく，スピリチュアルペインをもっている**人に対するケア**である，ということを意味します。細かいことを言うようですが，これはきわめて重要な点です。スピリチュアルケアとは，あくまでも，常に人に対するものなのです。スピリチュアルケアの文脈におけるケアには，人格的な要素が不可欠なのです。人格をもつ存在が，人格をもつ存在をケアする，ということは，スピリチュアルケアの要諦，すなわち，スピリチュアルケアの本質を構成する要素なのです（より詳しく学びたい人のためのコーナー①☞189ページ）。

---

註1　スピリチュアルペインが存在する場合に，その辛さを和らげるためという明確な意図をもって提供されるスピリチュアルケアは，「最も狭義のスピリチュアルケア」と言える。

さて，前置きはこのくらいにして，スピリチュアルペインの定義を再掲しますと，

スピリチュアルペインとは，個人において，彼／彼女が置かれている状態と，彼／彼女が抱いている信念体系との間の調和が崩れたことから生じる辛さである。

スピリチュアルペインが，上記定義のように，ある人の置かれた現実とその人の信念体系の不調和に由来するものだとすると，その**不調和が解消される方向へのアプローチがスピリチュアルケアである**ということになります（ここで言うスピリチュアルケアは，スピリチュアルペインの存在を前提としているわけですから，先の表現を使えば，「狭義のスピリチュアルケア」ということになるでしょう）。

その「不調和」の解消を目指す方法としては，論理的に考えて，二つの方向性が存在します（それぞれの方向性をもつ解消方法が同時に発動するという場合を入れれば，三つになります）。

一つは，現実のほうを動かせる場合です。現実のほうの変更が可能であり，それを促すアプローチを行うことは，もちろんスピリチュアルケアではなく，医療の文脈で言えば，「治療」です。たとえば，癌と診断されたことでスピリチュアルペインをもつに至った人がいるとします。その人に対して，癌の根治を目指して癌そのものの治療を行うことは，当たり前のことを言うようですが，端的に癌の「治療」です。

一方，癌と診断されたという現実のなかでスピリチュアルペインを抱くようになった人に働きかけて，癌と診断されたという現実のなかにありつつ，その人が現在抱いているスピリチュアルペインを乗り越えていけるようなケアを提供していこうとするならば，それはスピリチュアルケアである，と言えます。ポイントは，何らかの信念体系をもっている主体（人）に対するアプローチを通して，その人の信念体系自体の変容を目指すという点にあります。

以上の議論を踏まえて，ここでスピリチュアルケアを定義するならば，

スピリチュアルケアとは，ある個人が置かれている現実とその人の信念体系との間に存在する不調和に由来するスピリチュアルペインを抱いている人，

あるいは抱く可能性のある人に対して，その不調和が解消・予防される方向へと働きかける営みであり，その人が自らの置かれている現実を受け止めることができるほどの力をもつ信念体系へと，その人の信念体系の変容を促したり，信念体系を強靱化[註2]したりする方向でのかかわりの総称である。

ということになります。

　正確を期するために，ややごちゃごちゃと説明しすぎて，かえってわかりづらいので，もう少しシンプルに表現するならば，次のように言い直すことができます。

スピリチュアルケアとは，置かれた状況と信念体系との間に不調和を抱える人，あるいはその可能性のある人に対して，不調和が解消・予防されるために，その信念体系が当人を支えるに足るものとなる方向でのかかわりを指す。

　さて，このような定義に対して違和感を覚える方も，きっとおられるでしょう。どこに，違和感ないし抵抗をもつかと言うと，それは，おそらく前者の定義における**信念体系の変容を促したり，信念体系を強靱化したりする方向でのかかわり**や，後者の定義における**信念体系が当人を支えるに足るものとなる方向でのかかわり**のような箇所に対してでしょう。相手を変えようとする意図が透けて見えるような雰囲気に対して，違和感をもつかもしれません。
　そういった意図がなるべく感じられない表現になるように工夫したのですが，これでも，いささかお節介な感じがするかもしれません（より詳しく学びたい人のためのコーナー② ☞ 189ページ）。土足で他人の心のなかにまで踏み込んでいく無神経かつ危険きわまりない介入であるかのような印象を抱いてしまう方も，もしかしたらおられるかもしれません（より詳しく学びたい人のため

---

[註2]　ここで言う信念体系の「強靱化」とは，「強固な信念をもつこと」ではない。状況の変化に十分に対応することができないような信念体系を頑なに（強固に）もち続けるとすれば，それは，逆にスピリチュアルペインを生み出す元凶ともなろう。強固な信念をもつがゆえにスピリチュアルペインが生じることは，決して珍しくない。むしろ，ここで「強靱化」というのは，さまざまな厳しい境遇にも耐えうるような，ある種のたくましさとしなやかさをもつ信念体系へと変容することを意味している。

第7章　スピリチュアルケアとは何か

のコーナー③☞189ページ)。

　このような定義は,「ありのままを受け入れるのが本来あるべきスピリチュアルケアの姿だ」「あなたはあなたのままでいい,というのが緩和ケアの基本的態度であるはずだ」という「緩和ケアの公理」とでも言うべき教えに反する考え方のように感じられるかもしれません。

　しかしながら,注意深く見ていくならば,真のスピリチュアルケアが提供される場合には,少なくとも結果的には,ケア対象者の信念体系の自発的な変容を促進する方向でケアが提供されていることもまた,事実であるように思います。ケア提供者が意図すると意図せざるとにかかわらず(より詳しく学びたい人のためのコーナー②,③☞189ページ),そのスピリチュアルケアを通して,スピリチュアルペインを生み出している(あるいは生み出す可能性のある)一方の原因であるケア対象者の信念体系のありようが,スピリチュアルペインを解消する(あるいは予防する)ようなものへと変容し,ある種の強さ・たくましさ・柔軟さを兼ね備えたものとなることは,やはり期待されるのです。

　もっと言えば,ここには,ある種のパラドックスが潜んでいるのです。
　ケア提供者が,「ありのままのあなたでいい」「あなたはあなたのままでいい」「そのままのあなたを人として尊重します」というメッセージを,言葉によると行いによるとを問わず,さまざまなケアを通してケア対象者に発信することは,「私は断じてこのような姿であってはならない」「このような姿は本来あるべき私の姿ではない」「このような状態になってしまった私には価値がない。生きる意味もない」といったケア対象者の信念体系に働きかけて,「ありのまま,このままの私でいいんだ。このままの状態の私に価値があるんだ」という方向への信念体系の変容をもたらすのです。すなわち,「そのままでいい。そのままのあなたに価値がある。何も変わらなくていい。そのままのあなたを私たちは受け入れています」というメッセージの発信は,「そのままでいい。そのままの私に価値がある。このままの私でも生きていていいんだ」という信念体系への変容を促す最も強い力をもつという逆説が,ここにはあるのです。非常にパラドキシカルですが,「ありのままの相手の存在を受け入れること,ありのままの存在を承認することが,相手の信念体系の変容を促す最も大きな力をもっている」という,そういう逆説的な構図になっているのです。ケア提供者の側において,それを自覚している人とそ

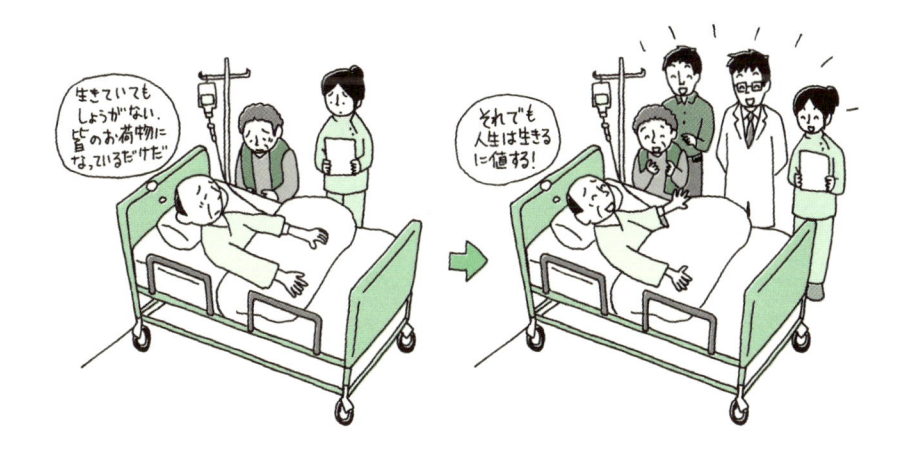

うでない人がいるだけのことです。

　ただし，誤解のないように言い添えておきますが，ケアにはケア対象者の信念体系の変容をもたらす機能があるということについての自覚をもてている援助者のほうが，より優れているとか望ましいとか言っているわけではありません。むしろ，ケア対象者の信念体系の変容などは，あまり強く意識しすぎないほうがいい場合が多いようにも感じます。そんなことは意識せずに，ただ愛情をもってケアを提供する援助者に勝るものはないと感じます。つまり，ここで私が指摘したいのは，提供されたケアが有効なスピリチュアルケアとして作用する時には，上に述べたような構造が存在している，という事実です。

　具体例を示しながら，少し考えてみましょう。

　たとえば，「こんな自分は生きていてもしょうがない。皆のお荷物になっているだけだ」というスピリチュアルペインを感じている寝たきり状態の方に対して，その方の名前を呼んで，笑顔で心の込もった挨拶をし，愛情をもって丁寧なケアを提供し続けることは，「何もできなくなってしまった・こんな役立たずの・非生産的な私であっても，生きていてもよい・大切に扱われる・価値ある存在なのだ」という，いわば「新しい信念体系」へと，ケア対象者の信念体系の変容を促し，信念体系を強靱化する方向でのかかわりとなりえます。ここで，ケア提供者が，ケア対象者におけるこのような信念体系の変容を意図しているかどうかは，本質的な問題ではありません。

　どのような困難な状況のなかにあろうとも，あるいは，どれほどADLが

第7章　スピリチュアルケアとは何か

低下し不自由な身となろうとも，そうであればこそ，「それでも，私という存在は，生きるに値する」というある種のたくましさを備えた信念体系へと，結果的にケア対象者の信念体系の変容を促す方向でのかかわりを提供することは，スピリチュアルケアの核となる行為と言えるでしょう。

さて，ここで，「信念体系（価値観，世界観，死生観）」とは，当人が置かれた全体的な状況を説明する「物語」という構造であるとみることができます。

この「物語（構造）」は，書き換え（再構成）可能なものであり，現在抱いている「物語」を構成し直したほうが，その主体が，より生きやすく，より納得・満足することができる生を生きることができるようであれば，その「物語」を構成し直したほうがよいに違いありません。

この観点から改めて表現し直すならば，スピリチュアルケアとは，ケア対象者が現在抱いている自分自身を含む「世界」の「解釈（物語，構造）」を，目的相関的な観点から，その人自身にとって「よりよい」ととらえることのできる新たな「解釈（物語，構造）」へと構成し直すように，援助者が働きかける営みである，と定義することが可能です。

この「解釈（物語，構造）」の再構成は，リフレイミング（reframing）と呼ばれるものです。状況そのものを元の状況に戻したり，失われたものを再び取り戻したりすることはできなくても（たとえば，失った足が再生するということはないとしても），その状況を新しい「構造」に構成し直すことはできる，ということを意味しています。

たとえば，「肺癌の末期で余命いくばくもなく，息苦しさと倦怠感があり，今やベッドに寝たきりの生活で，日常生活のすべてにおいて人の世話を必要とし，家族や周囲の人間に迷惑をかけているだけの，社会のお荷物であるかのような，早く死んでしまったほうがましな存在である私」という「物語」を抱いている患者に対して，形や方法は何であれ，結果としてその人が抱いている哀しい「物語」の変容を促すことにつながるようなスピリチュアルケアを提供することを通して，患者が自分自身を含む状況に対する「物語」をつくり直すのを手助けする。その結果，「肺癌になったけれども，そして間もなく自分の人生は終わりを迎えようとしているけれども，このような病気になったことで，離れていた家族の気持ちがまた一つになれた。自分自身にも人生の総決算をする時間が与えられた。長年にわたって苦労ばかりさせてきた妻にも感謝の思いを伝えることができた。子どもたちにも少々親孝行を

する時間を与えてやることができた。今までは強いことが価値あることと考えていたが，弱くなって初めて，決してそうではないことに気づくことができた。新しい価値に気づくことができた。いい人生の締めくくりをすることができた」，などという「物語」をもつに至る。もちろんすべてがこのようにうまくいくわけではありませんし，最終的な「物語」の内容は援助者がつくるものではありません（援助者と患者の共同作業です）が，患者が自分の「物語」をつくり直す（「構造」を構成し直す）お手伝いをすることはできるのです。

## 「人は死ぬ直前まで成長しうる」ということの意味

　人は，死ぬ直前まで，自分の信念体系（価値観，世界観，死生観）を変化させることができます。すなわち，人は，自分自身を含む「世界」についての「構造」を，絶えず新たに構成し続けることができるのです。

　そして，人が「（内面において，人間として）成長する」とは，その人がもつ信念体系，すなわち自分自身を含む「世界」についての「物語（構造）」が，より多様な現実に（したがって，当然，対応の困難な現実にも）対応できるように変化（深化）することなのです。

　スピリチュアルペインをもっている患者や家族は，ある意味で，「行き詰まっている状態にある」と言えます。それは，その患者や家族が現在もっている信念体系では，患者や家族自身が今の行き詰まり状況を乗り越えることができないことを意味します。

　したがって，スピリチュアルペインの出現は，自分の信念体系について，新たな構造構成を行う（すなわち，バージョンアップする）きっかけとなるのです。

　このことは，取りも直さず，スピリチュアルペインが，個人の成長を促進する原動力として機能しうるということを意味しています。たとえば人生の危機に直面し，これまで抱いていた古い信念体系（古いパラダイム）では，自己の存在をそれまでのようには安寧に保つことができない状況に至った時に，その状況における自己の存在をも支えうるような新しい信念体系（新しいパラダイム）を自己の内に新たに構成し直すための援助が必要とされる。この援助の働きが，スピリチュアルケアに他ならないのです。

　このことと関連して，スピリチュアルペインを，「診断・治療モデル」で

第7章　スピリチュアルケアとは何か

はなく,「成長モデル」という「構造」でとらえることは,たいへん有意義です。スピリチュアルペインを,「治療」すべきマイナスの状態として受け取るのではなく,そこから新しいより優れたものが生み出されようとしているプラスの状態として受け取るのです。

　この点に関しては,大きな誤解があるように思われます。

　スピリチュアルペインは,先にも見たように,緩和ケアにおける全人的苦痛（身体的,精神的,社会的,スピリチュアル）の一つに取り上げられています。それ自体は何ら差し支えありません。

　しかしながら,スピリチュアルペインにおいても,他の三つの苦痛（身体的,精神的,社会的）と同様に,ともすればその苦痛の軽減・消失を第一義的な目的としてしまう傾向が見受けられることがあります。これは,いささか問題があると言わねばなりません。スピリチュアルペインは,これを取り去りさえすればいい,というようなものではないのです。

　四つに分類した苦痛には,それぞれ異なる特徴があるからこそ,そのような分類がなされているわけですが,スピリチュアルペインにも,当然,他の苦痛とは本質的に異なる特徴があります。生命が脅かされる疾患に罹患するなどの人生の危機的状況下に立たされた人間が,すでに述べたようなスピリチュアリティの働きによって自分自身を見つめ直し,従来の自分の価値観では受け入れがたい状態にある自分自身を見出し,しかしそこから新たな「価値観,世界観,死生観」を構成し直すことによって,現在のような状態にある自分自身の存在のありようをも受容するに至るプロセスとしての苦悩,すなわち,スピリチュアリティという能力を与えられている人間として生きていこうとする際に不可避的に伴いうる苦悩として,スピリチュアルペインは理解されなければならないのです。このような観点から,あえてスピリチュアルペインを身体的な痛みにたとえるならば,スピリチュアルペインは「成長痛」である,という言い方は,かなり的を射た表現です（より詳しく学びたい人のためのコーナー④ ☞ 189ページ）。

　ただし,スピリチュアルペインも「ペイン（苦痛）」と呼ばれるものである以上,当事者にとって辛いもの（時に耐えがたいほどに辛いもの）であることには違いありません。苦痛を和らげるための対応は必要です。

　しかし,だからといって安易にスピリチュアルペインの消失や軽減だけを目的として目先の対応にのみ追われるならば,そのような態度は,先に述べ

た人間的な「成長」の機会を患者から奪うことにもなりえますし，それは時に患者の人格に対する尊厳を軽視する行為でもあるのです。

　したがって援助者である医療者は，スピリチュアルペインを，単に患者のQOLを低下させているものとしてとらえるべきではありません。そうではなく，受け入れがたい状態にある自分自身と向き合い，その自分自身を認めて受け入れる（新たな自己を受容する）ために新たな意味や価値を見出そうとして，必死にもがきながら真摯に生きているプロセスとしてのスピリチュアルペインの存在を承認し，スピリチュアルペインを抱えているままに援助していくという心構えが，援助者には必要なのです。

　もちろん，スピリチュアルペインを抱いている当の本人に対して，スピリチュアルペインは成長への大事なステップだから基本的によいものである，ということを伝えるかどうかは別問題です。多くの場合，そのようなことは援助者のほうから率先して話すことではありません。たとえば，いわば「病気になってよかったですね」的な内容を含意する安易な肯定的態度や発言は，無神経のそしりを免れません。ただし，対話を続けていくなかで，ケア対象者自身の気づきによって，ケア対象者自身の口から，今の試練におけるポジティブな側面が語られる時に，そこに着目して，それを取り上げ，与えられた試練のプラスの面にスポットライトを当てることはありますし，そのようなことは上手に行われるべきことでしょう。

　少なくとも，医療者が，スピリチュアルペインをもっている相手の辛さに対して受容，共感しつつも，同時に相手のその状態に対する根本的な肯定的態度を内に抱いていることは，大変大事なことなのではないかと，考えています。それは，スピリチュアルペインを抱いている相手に寄り添い続ける，医療者自身の心の安寧にも寄与する心的態度であるだろうと思います。援助者に安定感があること，その援助者と接して安心感が得られることは，援助者に頼る思いのある被援助者にとっては，非常に大切な要素でもあるのです。

## スピリチュアルケアの真髄　〜癒し癒される関係〜

禅の故事に次のようなものがあります。

弟子が問うた。

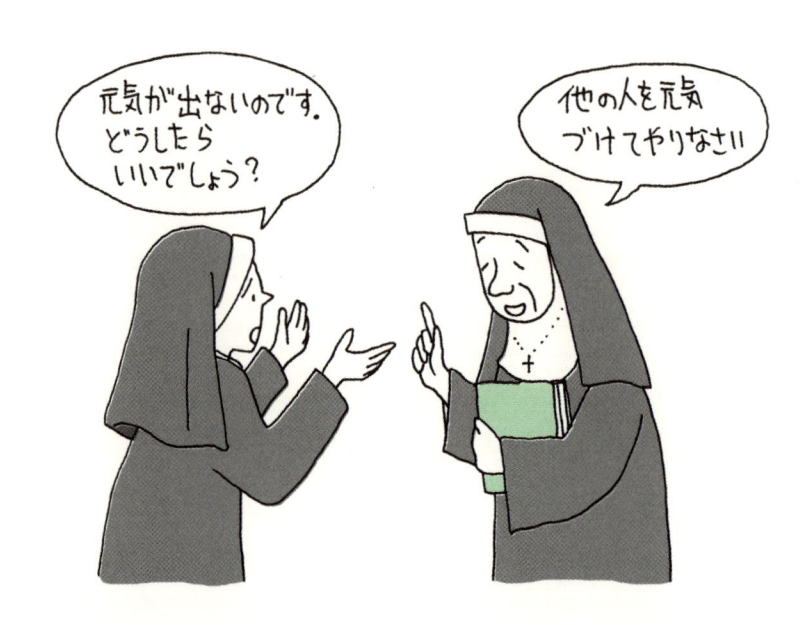

「元気が出ないのです。どうしたらいいでしょうか」
師は答えた。
「他の人を元気づけてやりなさい」
Student says, "I am very discouraged. What should I do?"
Master says, "Encourage others."

　この弟子と師の短い問答は，スピリチュアルケアを提供する援助者と被援助者の関係を考える時，大変意味深いものであるように感じます。医療者としての私自身の個人的な経験からすると，医療者の幸いの一つが，確かにここに語られている，と感じるのです。
　医療者は，誤解を恐れずに言うと，幸いなことに，いつも何らかの援助を必要としている人が目の前にいてくれます。さらに，再び誤解を恐れず，もっと言えば，他人の不幸が常に目の前にあるのです。
　人は，身体が病む時，心にも何がしかの痛みを抱えるのが通常です。寂しさや不安，社会から取り残されたような孤独感，家族のお荷物になっているのではないかという辛さ，などさまざまな心の重荷を抱えて入院生活を余儀なくされています。このような人々に向かい合う医療者は，自分（の心の状

態）がちょっとくらい不調であったとしても，いや不調を感じる時ほど，助けを必要としている人に手を差し伸べることを通して，自分自身が自然と不調から抜け出せていること，癒されていることに気づくのです。まさに，この冒頭にご紹介した師の言葉が自分自身において実現していること，あるいは，この師の語った言葉が真実であることを発見します。

　しかし，これはすべての医療者に，あるいは援助者に，自動的に起こる出来事というわけではないこともまた事実のようです。思うに，おそらく，このような「癒し癒される関係」が出来事として生じるためには，まずその前提として，援助者と被援助者が，単に援助者と被援助者としてかかわりをもつということではなく，「人間として出会う」ということが，少なくとも必要なのではないだろうか，と感じています。単に業務として仕事をこなすというような姿勢でかかわる場合には，この「癒し癒される関係」は生じにくいのではないでしょうか。

　次に掲げるマザー・テレサの祈りも，これと同じ理(ことわり)を述べたものだと感じます。彼女は，この「スピリチュアルケアの真髄」とでも言うべきものを体験的に知っていたからこそ，このような祈りを祈ったのだと思うのです。

　　主よ，私が空腹を覚えるとき
　　パンを分ける相手に出会わせてください。
　　のどが渇くとき
　　飲み物を分ける相手に出会えますように。
　　寒さを感じるとき
　　暖めてあげる相手に出会わせてください。
　　　　不愉快になるとき
　　　　喜ばせる相手に出会えますように。
　　　　私の十字架が重く感じられるとき
　　　　だれかの重荷を背負ってあげられますように。
　　　　貧しくなるとき
　　　　貧しい人に出会わせてください。
　　ひまがなくなるとき
　　時間を割いてあげる相手に出会えますように。
　　私が屈辱を味わうとき

だれかを褒めてあげられますように。
気が滅入るとき
だれかを力づけてあげられますように。
  理解してもらいたいとき
  理解してあげる相手に出会えますように。
  かまってもらいたいとき
  かまってあげる相手に出会わせてください。
  私が自分のことしか頭にないとき
  私の関心が他人にも向きますように。
空腹と貧困のなかに生き
そして死んでいく世の兄弟姉妹に
奉仕するに値する者となれますように。
主よ，私をお助けください。
  主よ，私たちの手をとおして
  日ごとのパンを
  今日彼らにお与えください。
私たちの思いやりをとおして
主よ，彼らに
平和と喜びをお与えください。

 最後に，もう一点補足しておきますが，ここで言っていることは，「他人の不幸は蜜の味」ということわざにあるような隠微な悦びとは，異なるものです。自分よりも辛いかわいそうな状況にある人を見て自分はまだましだと自分を幸いに思い，ホッとする，というような感情とは，似て非なるものです。
 もちろん，人間である以上，臨床現場とは異なる場面で，「他人の不幸は蜜の味」的な気分をいささかなりとも抱いたことがないと断言する自信は自分にはありません。悲しいかな，そのような思いを抱いたことはあります。しかし，だからこそ，つまり両方を知っているからこそ，両者は全く異なるものだ，と評価することができるわけです。相手の不幸や困難をいささかなりとも喜ぶような思いがあるかどうか，自らの心の内に慈しみの感情が生まれているかどうかなど，両者の違いは，多々あります。
 さて，このことと関連して，今さらなほどに有名ではありますが，ここで

改めて紹介しておきたい詩があります。神谷美恵子の『癩者に』[1)]という詩です。
　この詩は，とてつもなく大きな苦難のなかにある人を前にした時に，人間の心の内に生じうる崇高な思いの一端を見事に表現してくれているように思います。そして，その崇高な思いは，決して，一人神谷美恵子の感性だけが感じうる思いではないだろうと，私は思います。彼女ほどに的確に言葉には表現できずとも，誰の心のなかにも生じうるものであろうと思うのです。だからこそ，この詩を読む時に，私たちは，共感や感動を覚えるのだろうと思うのです。
　そしてまた，同時に，スピリチュアルなことがらについて何ごとかを語ろうとするのであれば，この神谷美恵子の言葉を前にして語りうるようなものでなければならないと自戒させられ，改めて厳粛な思いにさせられるのです。

『癩者に』　　1943・夏

光うしないたる眼（まなこ）うつろに
肢（あし）うしないたる体担（にな）われて
診察台（だい）にどさりと載せられたる癩者よ，
私はあなたの前に首（こうべ）を垂れる。


あなたは黙っている。
かすかに微笑（ほほえ）んでさえいる。
ああしかし，その沈黙は，微笑みは
長い戦の後に勝ち得られたるものだ。


運命とすれすれに生きているあなたよ，
のがれようとて放さぬその鉄の手に
朝も昼も夜もつかまえられて，
十年，二十年と生きて来たあなたよ。


何故私たちでなくてあなたが？
あなたは代わって下さったのだ。
代わって人としてあらゆるものを奪われ，

第7章　スピリチュアルケアとは何か

地獄の責苦を悩みぬいてくださったのだ。

許して下さい，癩者よ。
浅く，かろく，生の海の面(おも)に浮かび漂(ただよ)うて，
そこはかとなく神だの霊魂だのと
きこえよき言葉をあやつる私たちを。
かく心に叫びて首(こうべ)たるれば，
あなたはただ黙っている。
そして傷(いた)ましくも歪(ゆが)められたる顔に，
かすかなる微笑みさえ浮かべている。

【文献】
1）神谷美恵子，他：神谷美恵子の世界．pp90-91，みすず書房，2004．

## より詳しく学びたい人のためのコーナー

① [☞175ページ] ケアという言葉については，フットケアやスキンケアという使い方もあるけれども，少なくともスピリチュアルケアという文脈におけるケアの対象は，人格をもった相手である。スピリチュアルペインと言う時のペインは，そのペインをもつ人格的主体と切り離してそのペインをとらえることは決してできない。スピリチュアルペインは，人格をもつ個人の意味や価値に関係する経験（＝スピリチュアルな経験）である以上，必然的にそうならざるをえない。スピリチュアルケアも，同様に，人格的要素を抜きにしては成立しえないものである。ちなみに，やや余談になるが，「治療，療法」と訳されるセラピー（therapy）の語源となったギリシャ語のテラペイア（θεραπεία）は，第一に「仕える」という意味であることは意味深い。「治療する」ということは，もともとは，人格をもつ相手に「仕える」ことであった。「仕える」というのも，ケアと同じく，基本的には，人格をもつ相手に「仕える」ことを意味するのである。私たち医療者は，病者に「仕える」のであって，病気に「仕える」のではない。苦悩に「仕える」のではなく，苦悩を抱えている人に「仕える」のである。ペインに対するケアではなく，ペインをもちうる人に対するケアであるということ，このことは，決してどうでもよい屁理屈ではない。

② [☞177ページ] 舞台裏を少しお話ししておくと，当初，私は，この定義の文言を，「スピリチュアルケアとは，ケア対象者の信念体系が変容することを意図してなされる働きかけの総称である」としていた。しかし，実際には，意図しない場合もあるし，また，あまり意図してやろうとしないほうがよいと思われるケースも少なくないこと，および，意図しないでなされたものであっても結果的にスピリチュアルケアであることに変わりはないことに気づいたために，「意図してなされる」という文言は削除したような次第である。この点に関して，『看護に活かすスピリチュアルケアの手引き』〔田村恵子，他（編），p80，青海社，2012〕には，「本人の価値観の変容や，苦悩の変化につながることを期待しながら，患者・家族に寄り添い続けることが，スピリチュアルケアであろう」という一文があるが，この「〜につながることを期待しながら」という表現は，そのあたりの微妙なニュアンスを含んで著者が苦心して選んだ言葉であろうと思われ，同じく，どういった表現にするかで悩んだ私にとっても，大変よく理解できる言い回しとなっている。

③ [☞177ページ] スピリチュアルケアを，侵襲的でお節介な働きかけとして実施することは，残念だが，十分に可能である。他人の信念体系の変容を無理強いするような介入になるとしたら，そのような介入は，有害かつ危険なものとなる可能性が高い。そのようなスピリチュアルケアは，時に，「心のケア」なるものが，ケアの受け手をひどく傷つけることがあるように，ケアの受け手にとってネガティブな「スピリチュアルな経験」となるかもしれない。気をつけたいものである。

④ [☞182ページ] 神渡良平という作家の体験談をご紹介しておこう。

第7章　スピリチュアルケアとは何か

神渡氏は，38歳の時に脳梗塞で倒れ，一命は取り留めたものの，身体に麻痺を残し，激しく苦悩する。そのなかで，『論語』の次のような一説に出会う。引っ込み思案で自らの能力を十分に使えていない冉求(ぜんきゅう)という弟子に対して，孔子は，概略，こう諭す。

　「冉求よ，私は人間というものは，おおいなる存在が地上に結晶化したものだと思う。そして，天は一人ひとりに計画をもっておられる。冉求よ，お前は，そのような天の計画をないがしろにして，やってみもしないで『私はだめです。自信がありません』と言う。天から，せっかくの機会を奪ってしまっている。お前は，不遜にも自分で自分を制限してしまっている。天に全部預けてしまえ。天は，お前の長所短所も含めて，お前のもち味を生かして，天自身が，お前を通して必要な仕事をされるのだ」

　神渡氏は，このくだりを読み，静まって己を省み，覚醒するに至る。すなわち，新たな信念体系を獲得する。神渡氏自身の言葉で記すと，

　「そこで私は自分がおかれている立場を考えた。これまで私は，『俺は何てついていないんだ，いつ俺が悪いことをしたというんだ。これは何の天罰なんだ』と嘆いていた。しかし，孔子の諭しを知ってから，ものの見方が変わった。人間，経験してみなければわからないことがある。脳梗塞で倒れたということは天罰とか何かではなく，私をこういう世界におくことによって，私がまだ知らない世界を知らせ，感性を育てようとしていらっしゃる。身につまされてみて初めてモノが見えてくるのだ。(略)もしスピリチュアルペインというものを感じることがなかったとしたら……と考えたら，私はぞっとしてしまう。スピリチュアルペインを感じたればこそ，私は軌道修正でき，手応えのある人生を歩めるようになったのだ。(略)こうした一連の出来事を通して私は，トラブルの背後には気づいてほしい重要なメッセージが必ずくっついていることを学んだ。順風満帆にことが進んでいる時は，人間は決して振り返ることはしない。ところがニッチもサッチもいかない立場に立たされると，なんとかこの苦境を乗り越えようとして真剣になる。真剣になるとそれまで見えていなかったことが見えてくるし，聞こえなかったことが聞こえるようになる。(略)私は，何ごとも甘んじて受け入れることほど強いことはないと思う。人間は自分の経験から，これは有利だとか，これは不利だとか考えて，選り好みをしてしまう。ところが天には人間の物差しでは計ることのできない計画があって，今の私に必要なことが与えられるのだ。それは一見すると不利なことかもしれない。でも本質的には必要なことだから起きている。本当の意味でわからせるために，痛みのなかで気づかせようとしている。(略)だから拒否するのではなく，受け入れ，天のメッセージに耳を澄まして，聴き入ることが大切だ。そうすれば私たちは何かあるごとに一つひとつ賢くなり，何があろうとも揺るぐことのない信念を築き上げるようになるのだ。そう考えてくると，スピリチュアルペインは人間というスピリチュアリティ(霊性)を備えた生き物だけに与えられている痛みであり，これがあるからこそ忙しさにか

まけてついつい忘れがちになる存在意義に気づかされ，それまでの生き方を軌道修正して，意味のある人生を送ることができるのだ．(略)私の場合も，人生の危機に立たされてスピリチュアルペインに苦しむことがなければ，生き方を軌道修正することもなかっただろうし，第2の人生をいきいきと生きることもなかったと思う．だから，スピリチュアルペインに心から感謝している．(略)危機的状況は千載一遇のチャンスであり，天の恵みなのだ」〔神渡良平：スピリチュアルペインは天の恵みだった！．緩和ケア 15(5)：516-519, 2005〕

# Q&A

**スピリチュアルケアなんて難しいことは自分にはとても無理だと思うのですが，せめてこれくらいは心がけたほうがいいよ，ということがあれば教えてください。**

スピリチュアルケアを，難解なものと思わないでください。スピリチュアルケアは，ごく当たり前のケアです。そもそもケアとは，「温かい配慮をもったお世話をし，かかわりをもつことで，相手に心地よく感じてもらい，その人の生きる力を引き出し，自尊感情を回復してもらう働き」を指すのだと思います。ケアは多くの要素を含む概念だと思いますが，ケアの究極的な目標というものを考えると，それは，相手に対して「あなたは大切な存在なのですよ」というメッセージのこもった行為の提供を通して，相手の方を empower する（力づける）こと，その人の生きる力を引き出すこと，だと思います。それは，スピリチュアルケアそのものです。その意味では，あらゆるケアの核にある部分というか，さまざまなケアを通して患者さんのなかにある無形のものに働きかけるケアの機能をとらえて，そのような作用をしうるケアを，スピリチュアルケアととらえたらいいと思います。ですから，笑顔で挨拶することも，立派なスピリチュアルケアです。

**スピリチュアルケアを提供していくうえで，一番大事なことは何か教えてください。**

相手を大切にすることです。これに尽きます。そして，あなたは大切な存在なのだということを，あらゆる手段を通してお伝えすることです。ケアを提供する職業を選んだあなたや私は，それができるある意味「特権的な立場」にいるのです。なんと幸いなことでしょう！　相手を大切にするという思いがあれば，おのずと，すべてのケアが丁寧なものになるでしょう。あの場合この場合に具体的にどうするこうするとかいうのは，枝葉末節です。マニュアルではありません。テクニックでもありません。知識でもありません。相手を大切に思う思い，それさえあれば，試行錯誤しながらではあっても，必ずや真のケアを提供できる道に導かれていきます。ですから，繰り返しますが，一番大事なことは，目の前の人を大切にすることです。そして，笑顔です。Keep smiling！　基本的に受け身であることも大事です。雰囲気としては，明るい静けさをもっている感じがベストですね。一番大事なことは？と聞かれているのに，いろいろと言ってますね（笑）。すみません。まあ，一つと言われたら，相手を大切にすること，それだけです。

## あとがき

　実践的には,「人を大事にせよ」の一言,あるいは,もう少しくどい言い方をするとしても,「目の前の相手を人格として大切に扱え」の一言で済むことを,長きにわたってクドクドと書き連ねてきたような気がしないでもありません。確かに,本書の内容を実践的観点から要約するならば,「人を大事にせよ」の一言で事足りるに違いありません。
　しかしながら,同時に,その単純なことを十分に言語化しようとすれば,本書の記述全体が必要であった,ということもまた,事実です。
　スピリチュアルに関する領域は,少なからぬ方にとって,何か今ひとつすっきりしない感があったり,あやしげな感じの漂う分野であったりするのではないかと思います。そんな状況を打破したいという「野望」を抱いて書き上げた本書をお読みいただいた今,本書を読む前よりも,この領域についての視界がはるかにクリアになったであろうと思います。

　前著『わかりやすい構造構成理論』(青海社)において,構造構成医療学なるものを構造構成したのですが,そのなかで構造構成理論を用いて分析を試みた七つの具体例の一つとして取り上げたのが,「スピリチュアルペイン」と「スピリチュアルケア」でした。実のことを言えば,これについては,自分のなかではごく当たり前のことを述べたまでで,分析を試みた他の具体例(「痛み」,「せん妄」など)と比べて,私自身はさほど取り立てて重要視していなかったのですが,臨床に携わる仲間からの反響としては,この「スピリチュアルペイン」と「スピリチュアルケア」について論じた項が最も評判がよかったのです。あまり難しくなく理解しやすい内容であった,ということもあるかもしれません。ただ,前著では,例として取り上げただけであったので,ほんの軽いスケッチ程度の分析であり,スピリチュアルの分野全体に

わたって論じたわけでもありません。

　ここはひとつ，このスピリチュアル領域のテーマを包括的かつ本格的に取り上げて，自分なりに考え切ってみよう，と決心し，書けるところから書き始めました。

　しかし，きちんと書き切ろうとすると，彫り出すべき形の大雑把な輪郭はわかっていても，事が細部に及ぶとわからないことはたくさんあり，何度も執筆作業の停滞を余儀なくされました。

　初稿を書き上げるのに半年ほどを要しました。そこから，また悪戦苦闘して，章によっては全面的な書き直しも行いながら，修正に修正を繰り返し，ようやく最終的に脱稿したのがさらにその4カ月後でした。

　本書を書く作業を通して，自分がわかっていないところや，あいまいにしか理解していないところや，全く見えていなかったところが明らかになり，学びつつ，もの思いしつつ，自らの経験を反芻しつつ，考えを深めていきました。新しい発見がいくつもありました。前著同様に，生みの苦しみと悦びを，存分に味わうことができました。妥協せずに仕上げることができたことに，満足しています。自分では，よい内容に仕上がったと思っています。大げさな言い方で笑われそうですが，ここだけの話，著者の現在の率直な思いとしては，「本書から，新たなスピリチュアルケア学が始まる」という期待感を，密かに抱いています。

　最後になりますが，医学書院の滝沢英行氏には大変お世話になりました。特に，四つのスピリチュアル概念の相互関係はどうなっているのか，という氏からの問いには，きわめて重要な意味がありました。おかげで内容を深めることができました。ここに感謝の意を表します。

岡本拓也

# 索引

## 和文

### い
意識システム　148
意味　67, 68, 84, 92, 118
意味・価値・目的　108, 118

### え
笑顔　37
エリス，アルバート　42

### お
音楽　32

### か
価値　67, 68, 84, 92, 118
神谷美恵子　187
顔面フィードバック仮説　39

### き
共感　40

### く
クラインマン，アーサー　16

### け
傾聴　20
　── のスキル　22
現象　67, 69, 70, 77

### こ
構造　61, 67, 69, 70, 77
個別性　67, 104

### し
自意識　126, 127, 140
志向相関性　67, 70
志向相関的　69, 92
宗教　48
食事　35
信念体系　61, 154, 180
　── の不調和　176
　── の変容　177
シンボル化能力　125, 137, 139, 145

### す
スピリチュアリティ　1, 121, 122, 133, 134, 142, 147
　── の定義　123, 136, 142
　── の本体　124, 128
スピリチュアル概念の相互関係　1
スピリチュアルケア　1, 61, 134, 173, 183, 192
　──，基盤となる　15, 17
　──，個別的な　15, 20
　── の実践　15
　── の定義　174
スピリチュアルな経験　83, 84, 92, 99, 104
スピリチュアルペイン　1, 143, 151, 169
　── という分類　158
　── の定義　153

### そ
ソシュール，フェルディナン・ド　73, 139
ソンダース，シシリー　59

ゾンビシステム　148

## て
デーケン，アルフォンス　37

## に
ニーバー，ラインホルド　60

## の
脳神経科学　102

## ふ
ブーバー，マルティン　167
フランクル，ヴィクトール　48, 55
分節恣意性　73, 76

## ま
マザー・テレサ　59, 185
マズロー，エイブラハム　60
丸山圭三郎　101, 139

## み
ミラーニューロン仮説　40

## む
無財の七施　41
村田理論　163, 168

## め
メタ認知能力　126
メタ認知の神経基盤　141
メタ能力　38, 126, 127, 137, 145

## も
目的相関的観点　115
物語　30, 61, 180

## ゆ
ユーモア　37

## よ
欲求段階説　60

## ら
ライフヒストリー　30
ライフレビュー　27, 30
ランガージュ　139

## ろ
ロゴセラピー　18
論理療法　42

## 欧文

### A
ABC 理論　43